心療内科医が教える

疲れた心の休ませ方

ナチュラル心療内科 院長
竹林直紀

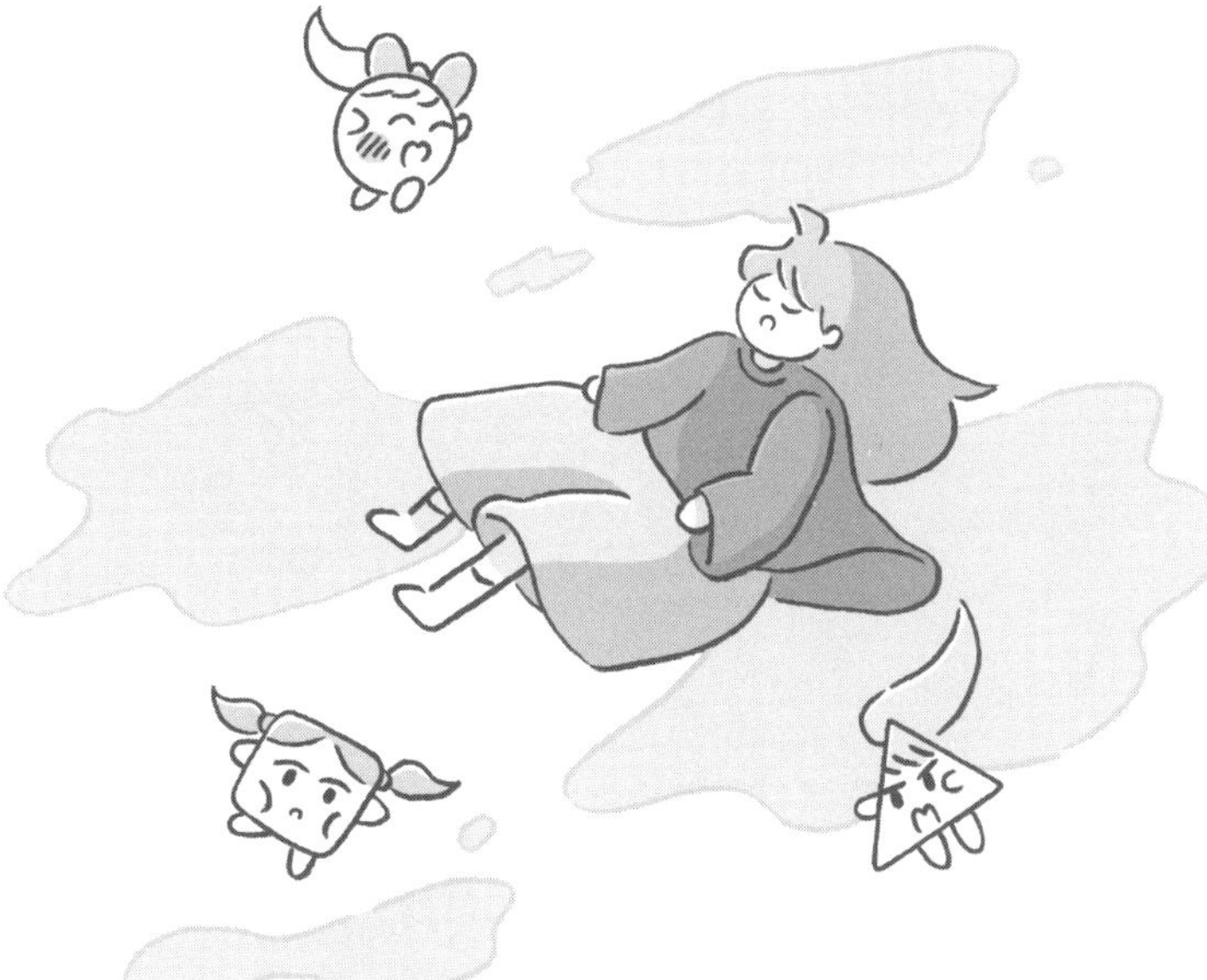

青春出版社

はじめに

●もっとラクに、のんびり生きていくには？

私たちの日常に、ストレスのもとはたくさんあります。

なかでも大きな影響を与えるのが、人と人とのかかわりです。

イライラや怒り、不安、落ち込み、恐れ……。

そうした感情に心が支配されると、ストレスがたまり、睡眠不足になり、やがて心身の不調を招くことにもつながります。なかには、自分がストレスをためていると感じることすらできず、つらい思いをしている方もいらっしゃいます。

私は心療内科医として、たくさんの患者さんに出会ってきました。

社会のしくみが複雑化すると同時に、人づきあいも複雑化し、「生きづらさ」を抱えた人が増えています。楽しみや幸福感よりも、心がざわつくことに焦点を合わせてしまい**「漠然とした不安感」**から逃れられなくなった人も少なくありません。

ストレスがいっぱいの現代社会の状況に加え、２０２０年は大打撃がありました。「新型コロナウイルス」の世界的な流行です。

パンデミック（新型コロナウイルスの感染爆発）は、世界中を不安に巻き込みました。日本でも外出自粛を余儀なくされ、２０２０年4月に全国を対象とする「緊急事態宣言」が発令されたことは記憶に新しいと思います。

コロナ禍《か》（新型コロナウイルスの感染拡大で引き起こされるさまざまな影響）で、生活が一変した方も多いことでしょう。

これまでは当たり前だった通勤が「テレワーク」になり、自宅と職場が一体化するなど、働き方にも変化が生まれました。Ｚｏｏｍなどのビデオ会議アプリが普及し、ビジネスのさまざまな場面がオンライン化。同僚とのランチや仕事終わりの一杯ができない代わりに、オンラインで飲み会やランチを楽しむ人も増えたと聞きます。

その一方、リアルな場での触れ合いは遠ざかりました。

そして、新しい種類の悩みが出てきたのです。たとえば……

友人を誘っても「コロナが怖い」と相手にしてもらえず悲しい…

夫婦ともにテレワークになり、四六時中顔を合わすのでケンカが増えた

マスクをしてくれない人を見ると、腹が立ってにらんでしまう

がらがらに空いた電車で、すぐ隣に人が座ると、怖くてたまらない…

毎日のビデオ会議。会社から監視されているような気がしてキツい…！

ウイルス感染そのものへの恐怖もさることながら、周りとの「距離感」に対する悩みが生まれました。誰もが今まで以上、人間関係に不安を抱えるようになったといっても過言ではないのです。さらに、こうしたストレスは、「同調圧力」という言葉に代表される「社会からのストレス」として、多くの人を悩ませています。

これまでは個人間で起きていたストレスが、今は規模が大きくなり、社会レベルで起きているのです。

私はこれを「ソーシャル・ストレス」とよんでいます。ソーシャル・ストレスが蔓延《まんえん》する世の中では、いかに他人に振り回されず、自分を見失わずにいられるかが大事です。

では、どうすれば日々を快適に過ごしていけるか。

じつは、自分を見失う原因のひとつに、「自律神経の乱れ」があります。

人づきあいと自律神経のあいだに、どんな関係があるのでしょう。

その鍵を握るのが、近年注目されている新しい考え方にもとづいた、「第3の自律神経」ともいわれる神経です。

●コミュニケーションにかかわる自律神経があった！

自律神経は大きく3種類に分けられる――。この新しい考え方は、精神生理学者のステファン・ポージェス博士によって提唱されました。

ポージェス博士は、アメリカのイリノイ大学で長年にわたり、自閉症児や社会的コミュニケーションに問題を抱える人々の研究をおこなってきました。そのなかで、自律神経の新しい考え方を発見し、１９９５年に**「ポリヴェーガル理論」**と題して論文発表しました。

ポリヴェーガルとは、「poly（＝複数の）」と「vagal（＝迷走神経）」を組み合わせた造語で、「多重迷走神経」と翻訳されています。

ポリヴェーガル理論では、３つに分けた自律神経のうちのひとつを**「社会的交流」の自律神経（社会神経系）**とよびます。

人と人とがつながり、関係性を構築していくとき、この「社会的交流」の自律神経が働いてその場に適した対応がとれるといわれています。

たとえば、

- 相手のにこやかな表情の挨拶に笑顔で返す。
- 雑談中に、タイミングをはかって発言する。
- 会議で微妙な空気が流れたとき、発言をひかえて様子を見る。

これらの行動は、自分を落ち着かせ、状況を客観的に察知できるからこそ可能です。つまり、「社会的交流」の自律神経は、良い気分で、無理なく、周囲とうまくやっていくために必要な役割を担っているのです。

本書では、コミュニケーションと自律神経との関係性を見ていきますが、最大の鍵は、この「社会的交流」の自律神経です。そこで、この神経を身近に感じていただけるよう**〝交流ちゃん〟**と名づけ、話を進めていきます。

〝交流ちゃん〟には、ふたりの仲間がいます。

ひとりは**〝可動ちゃん〟**。

「可動化」の役割を担う自律神経です。パワフルで、闘争心が強く、逃げ足が速いのが特長。日中エネルギッシュに働いたりスポーツしたりするときだけでなく、怒りを感じたときや、対人関係でイライラしたときにも力を発揮してくれます。

もうひとりは**〝不動ちゃん〟**。

「不動化」の役割を担う自律神経で、鉄壁の守りを得意とします。理不尽な状況に遭遇したとき、フリーズ（身体が固まる、停止する）状態になって、危機的な状況をクリアしたり、やり過ごしたりします。

また、ふだんは〝交流ちゃん〟と協力して胃腸などの内臓の働きを調整しています。

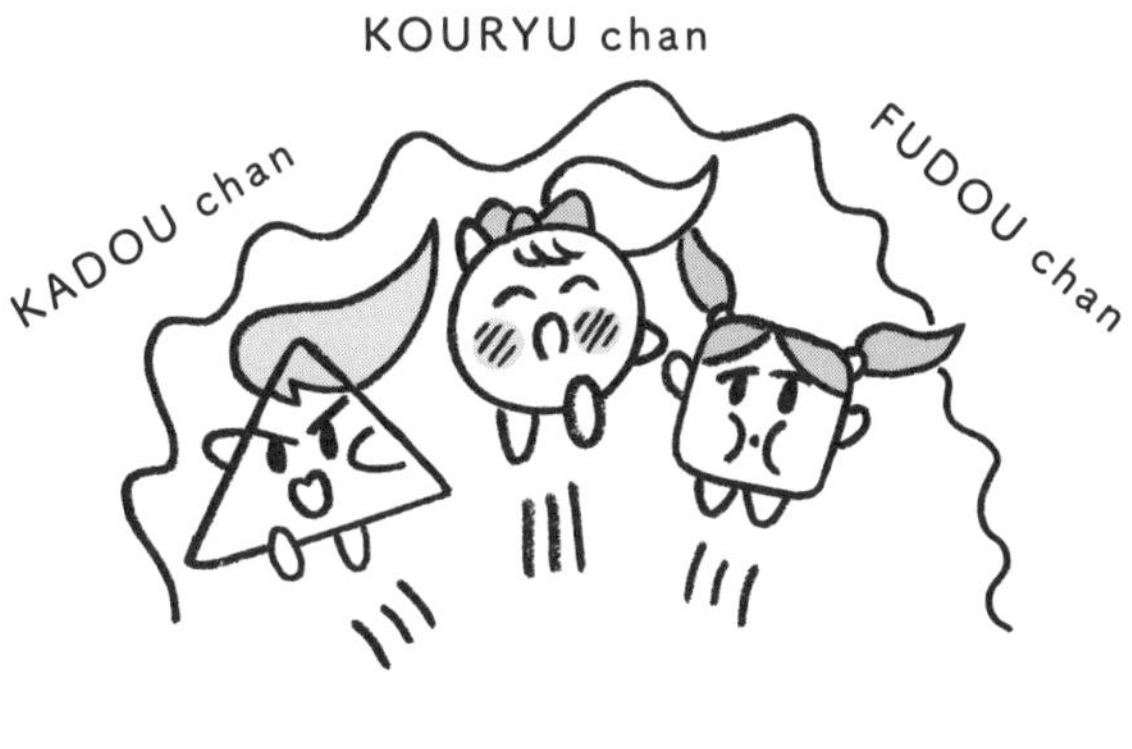

これら3つの自律神経は、生物の進化の過程で、

①　**〝不動ちゃん〟（不動化）**

↓

②　**〝可動ちゃん〟（可動化）**

↓

③　**〝交流ちゃん〟（社会的交流）**

という順番で進化・発達してきました。そこで、いちばん新しく登場した〝交流ちゃん〟を、本書では「第3の自律神経」とよんでいます。

●自律神経ユニット「ポリヴェーガル」

〝交流ちゃん〟〝可動ちゃん〟〝不動ちゃん〟は、常に三位一体です。

そして、環境や状況に応じて、どれかひとつが優位になり、心身のバランスをとろうとします。

それぞれに個性があり、異なる役割をもっていますが、優位なポジションをとろうともめたりすることはなく、お互いに助け合い仲良しです。

いわば、楽曲によって臨機応変にメインボーカルが変わる3人組アイドルユニットのようなイメージだとお考えください。

また、状況によっては、ふたつの神経が同時に働き、心身にとってミラクルな状態を生み出すこともあります。ユニット内の組み合わせによって、アイドル活動が広がっていくイメージですね。

この自律神経ユニット「ポリヴェーガル」が、どのように活躍するのかを、本書ではじっくり解説していきます。

大きなストレスにさらされたとき、心身はダメージを受けます。

自分の身体と心は自分のものですが、すべて思いのままになるわけではありません。心に身体がついてこないこともありますし、身体に心がついてこないこともあります。

そして、これまで経験したことのない状況になると、ソーシャル・ストレスもあいまって、さらにコントロールが難しくなります。

しかし、生きるとは、リスクを引き受けながら生活していくこと。

そもそも、リスクをゼロにはできないのが人間社会なのです。

「リスクをどう避けるか」という考えから、「リスクをどの程度引き受けて、どうつきあっていくか」という考え方へシフトチェンジする。今、私たちはその時機を迎えているのかもしれません。

ポリヴェーガル理論には、リスクと上手につきあうヒントが詰まっています。

〝交流ちゃん〟〝可動ちゃん〟〝不動ちゃん〟。

これら3つの役割を解説しながら、これからの新しい生活を快適に過ごしていくための考え方やストレスケアを紹介します。

心療内科医が教える

疲れた心の休ませ方

Contents

SCENE 1 ストレスに振り回されない「人との距離感」の保ち方

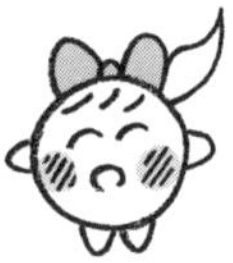

SCENE 2

怒り・イライラはもっとラクに切り替え＆スルーできる

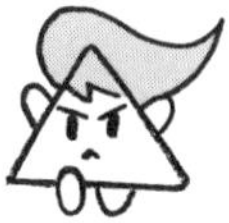

SCENE 3

不安・緊張を小さくする「ニューロセプション」の働き

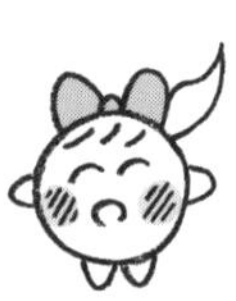

SCENE 4

恐怖・圧力から「大切な自分を守る」スキル

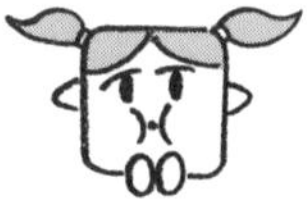

SCENE 5
孤独・さみしさとのハッピーなつきあい方

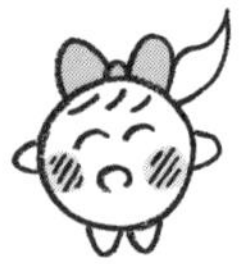

SCENE

1

ストレスに振り回されない「人との距離感」の保ち方

SCENE 1

1 あの自粛生活のつらさは「自律神経」が関係していた！

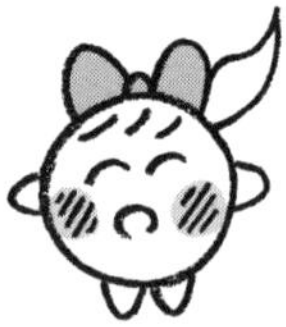

● いつもトリオで活動するユニット「ポリヴェーガル」

自律神経ユニット「ポリヴェーガル」のメンバー紹介から、この章を始めます。
このユニットは、以下の3人で構成され、常に三位一体となって活動します。

・すばやい反応が得意でパワフルな〝可動ちゃん〟
・リラックス＆癒し系の〝交流ちゃん〟
・鉄壁の守りの〝不動ちゃん〟

ただ、「自律神経って、交感神経と副交感神経の2種類じゃなかったの？」と疑問を抱くかもしれませんね。たしかに、これまでは2種類に分けられていました。

ところが、ポージェス博士は自律神経の研究を進めるなかで「副交感神経には、リラックス&癒しの役割のほか、鉄壁の守りという役割もある」と発見したのです。

そして、副交感神経の役割は（本書でいう）〝交流ちゃん〟と〝不動ちゃん〟の２人が分担している、と考えました。

自律神経の説明として、「交感神経はアクセル、副交感神経はブレーキ」という、車のたとえを見聞きしたことがあるでしょう。このたとえにならうと、〝可動ちゃん〟はアクセル、〝交流ちゃん〟と〝不動ちゃん〟はともにブレーキです。

ただ、同じブレーキでも〝交流ちゃん〟はマイルドブレーキで、「スピード調整」という大事な役目を担います。

それに対し、〝不動ちゃん〟は急ブレーキ。たとえば理不尽な目に遭ったとき、傷つかないよう「急停止」して身を守れるのは、〝不動ちゃん〟のおかげです。

「アクセルかブレーキか」の２択ではなく、３つの神経が循環しながら包括的に心身のバランスをとっていく。その考え方がポリヴェーガル理論の特徴であり、自律神経の新しいとらえ方なのです。

のんびりゆるゆる
交流ちゃん
KOURYU chan

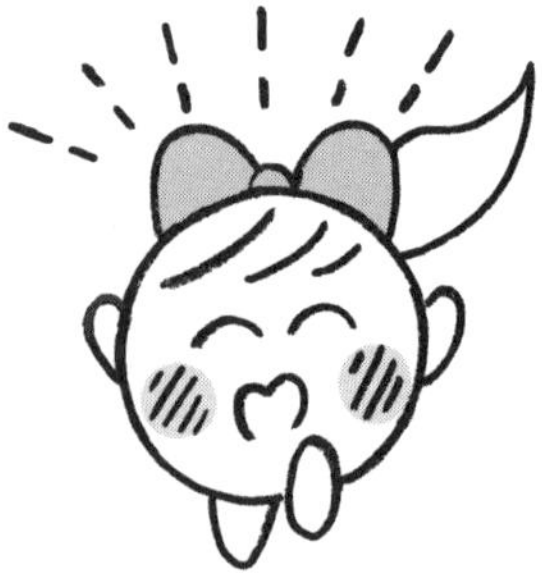

・リラックスと癒し
・がまん強くて、いい子ちゃん
・とくいわざ：丸くさばく

「マイルドブレーキ」の役割

★副交感神経
（腹側迷走神経）

かちこちフリーズ
不動ちゃん
FUDOU chan

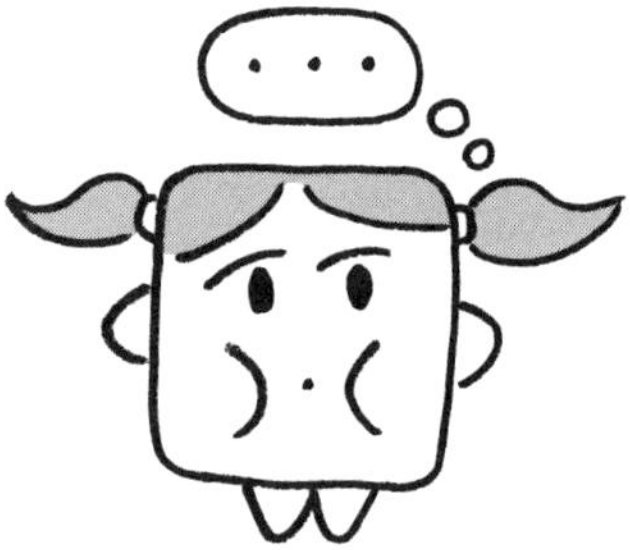

・鉄壁の守り
・すぐ不安になる、こわがりさん
・とくいわざ：死んだふり

「急ブレーキ」の役割

★副交感神経
（背側迷走神経）

自律神経ユニット「ポリヴェーガル」

メンバー紹介

キャッチフレーズ&なまえ

キビキビうごく

可動ちゃん

KADOU chan

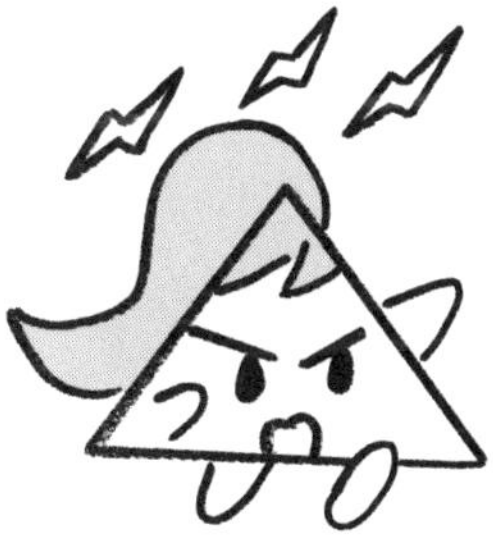

とくちょう

- 闘争心が強く、逃げ足も速い
- すぐイライラする、怒りんぼさん
- とくいわざ：すばやい反応

車にたとえると…

「アクセル」の役割

じつは…

★交感神経

●コロナ禍、日本全国レベルで不動化が起こっていた

3人は、常にトリオで活動し、そのときどきの状況に応じてメンバーの誰かが優位になり、場に適した対応をします。

安心・安全なときは〝交流ちゃん〟の出番です。

〝交流ちゃん〟がユニットの「メインボーカル」を生き生きと務め、ほかのメンバーを率いている。〝可動ちゃん〟〝不動ちゃん〟もバックに就き、お互いに支え合って活動している、といったイメージです。

コミュニケーションと深くかかわる〝交流ちゃん〟が優位になると、社会生活がうまく回り、心身のバランスも絶好調です。

反対に、安心・安全とはいえない状況がつづくと、どうなるか……。

私たちはそれを、イヤというほど思い知りました。

新型コロナウイルスの流行により、私たちはしばらくのあいだ、行動の自由を奪わ

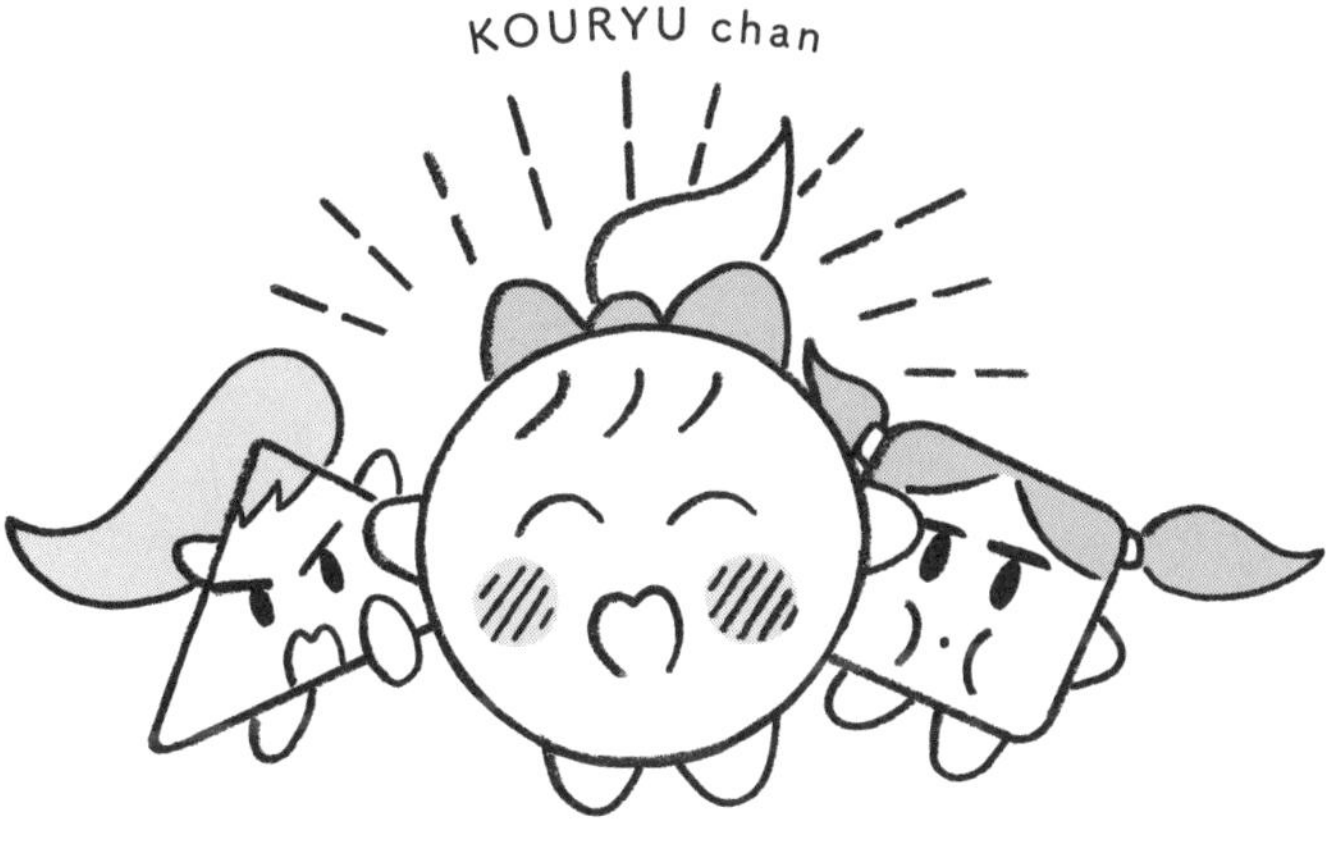

“交流ちゃん”が生き生きしていると、心も身体も絶好調！

れ、人と会うこともままなりませんでした。そのうえ、テレビや新聞はコロナ関連一辺倒で、不安と恐怖をあおる報道がつづきましたね（そして2021年2月現在も、この状況がつづいています）。

閉塞《へいそく》的なあの状況下で、毎日ネガティブな報道を見聞きしていると、人間の脳はフリーズしてしまいます。

不安や恐怖と同時に「外に出るな」「移動するな」という情報ばかりが入ってきて、危険から身を守るため、脳がその状態に自動的に反応するからです。

そして同時に、神経にも影響がおよびます。何か行動を起こそうと思っても、

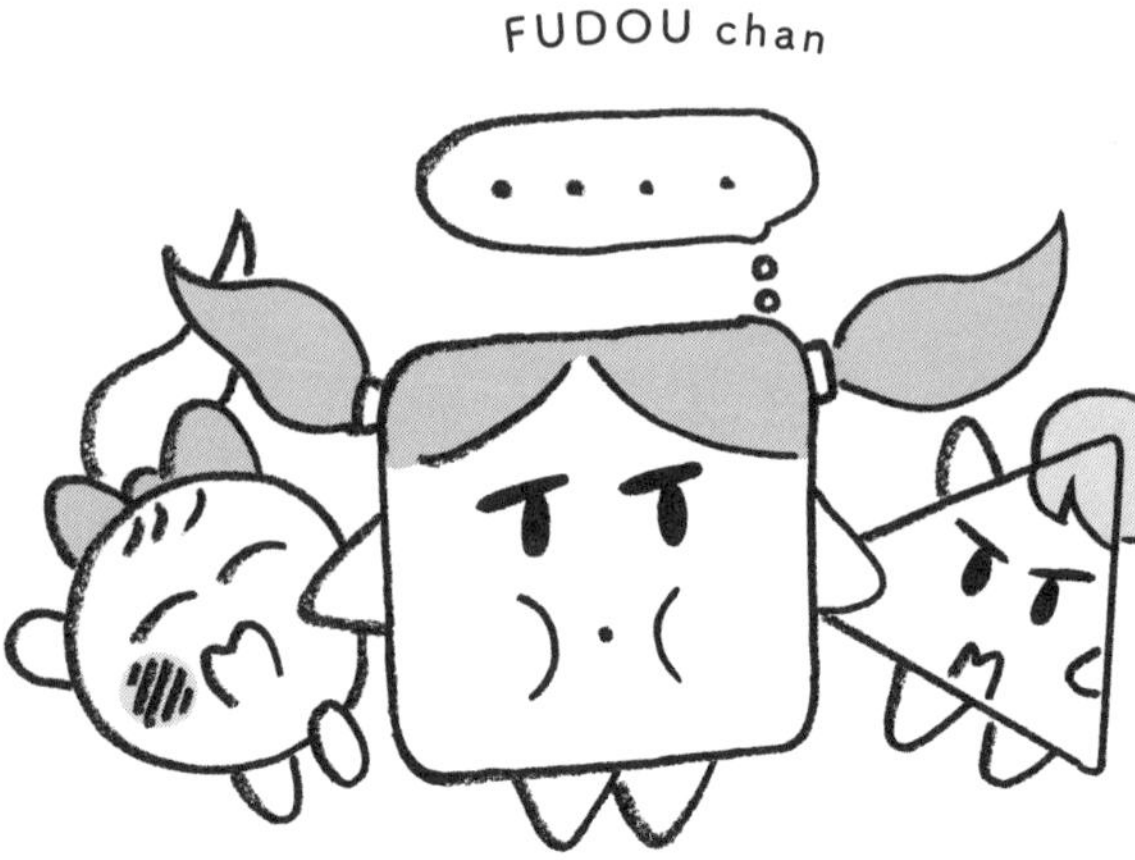

“不動ちゃん”ががんばりすぎると、心身ともにつらくなる…

「やっぱり無理」「しんどい」「もう何もしたくない」と感じ、そんな状態をつらく感じた方もいたでしょう。

あれは、神経を不動化させる〝不動ちゃん〟が優位になっていたからです。目に見えない「ウイルス」に対して、闘うことも逃げることもできないため、（その方法が有効かどうかは関係なく）本能的にフリーズすることで、身を守ろうとしていたのかもしれません。

コロナ禍において日本全国レベルで、いえ、世界レベルで、ポリヴェーガル理論でいう自律神経の「不動化」が起こっていたのだと私は考えます。

〝不動ちゃん〟の役割は、つらい体験の記憶や今まさに目の前にあるリスクを鋭敏に感じすぎないよう守ってくれる、大切なものです。

しかし、不動化の状態が長くつづくと、心身ともにつらくなります。

〝不動ちゃん〟ががんばってくれたぶん、〝交流ちゃん〟の出番が封じられがちだったことが、じつはコロナ疲れのいちばん大きな要因だったと考えられます。

自律神経という生理機能は非常に優秀ですから、とても緻密に、しかも繊細に、そのときどきの状況に合わせて変化します。

第3の自律神経である〝交流ちゃん〟が優位になるよう日々の生活のなかで工夫し、ストレスフリーな毎日を目指していきましょう。

SCENE 1

2 〝交流ちゃん〟は人間関係を「丸くさばく」

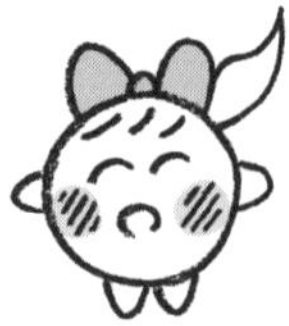

● ストレスに対し、まず発動する自律神経は？

人と人がはじめて出会うとき、誰でも不安になります。

「どんな人なんだろう」「ウマが合わなかったらどうしよう」

そんなことが頭のなかをぐるぐるして、不安や緊張が高まってしまいます。

ポリヴェーガル理論によると、ストレスへの適応の優先順位は、系統発生学（生物の進化の過程）的にいちばん新しい神経から順番に使われるといいます。

つまり、初対面の相手とコミュニケーションをとる場面で活躍するのは、第3の自律神経〝交流ちゃん〟です。

私は学生時代に「**合気道**」をしていたのですが、ポリヴェーガル理論を深く理解するにつれ、合気道の教えとの、ある共通点に気づきました。

合気道は、伝統的な日本武道のひとつです。ただ、柔道、空手、剣道などのように勝敗を競うものではありません。武術というよりも「**心身の錬成**」を目的とします。

相手の力や攻撃を「型」の動きで受け流して、相手とひとつになることで相手を制するという考えで、その一連の流れは「三角で入身《いりみ》し、丸くさばいて、四角におさめる」といわれます。

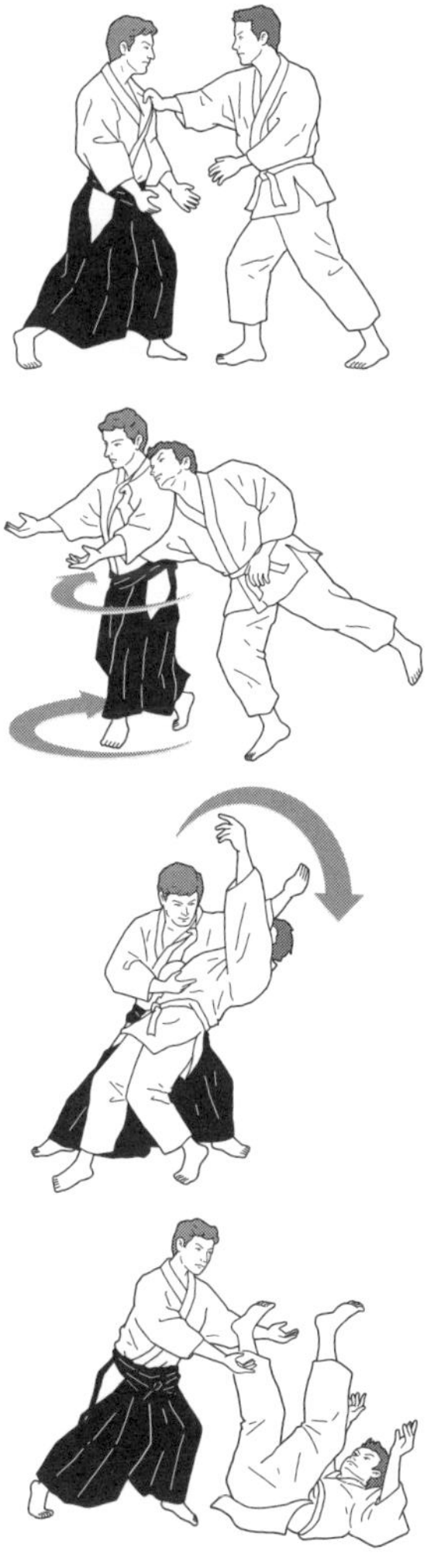

相手が自分の腕をつかんだら、その手を払って自分がつかみ返そうとするのではなく、相手にゆだねてしまいます。

すると、相手がつかんだ箇所を支点に「てこの原理」で、自分の身体を自由に動かすことができます。

そして相手の側面に、自分の身体を回転させて「三角で入身し」、同じ方向を向いて並びます。次に、相手の力を「丸くさばいて」無力化すると同時に、相手の身体を崩して「四角におさめる」ことで制します。

実際に「△」「○」「□」の記号で武道の理念を表現したり、指導したりします。

不思議な偶然で、ポリヴェーガル理論も、多少意味は異なりますがこの3つの記号で説明できます。

〝可動ちゃん〟＝△（怒り、とがる、すばやい動きのイメージ）
〝交流ちゃん〟＝○（リラックスと癒し、調和、協調のイメージ）
〝不動ちゃん〟＝□（ショックで固まり、「ぬりかべ」のようになったイメージ）

ここでいちばんお伝えしたいのは、〝交流ちゃん〟の働きが、まさに合気道でいう「丸くさばく」だということです。

人と人の緩衝材として活躍する〝交流ちゃん〟

「丸くさばく」とは、最初は相手に合わせて寄り添いつつ、最終的にはお互いが望む同じ方向へ導いてしまうということ。

自分が「球体」になったと仮定して、想像を働かせてみてください。

四角柱や三角柱の形をした相手と接するとき、角にぶつかると痛いですし、相手とのあいだに摩擦が起こります。

しかし、球体をうまく使い、相手の「面」に身を添わせるようにして、くるんと回ると、相手の動きもそれに合わせてゆるやかになり、互いの衝撃を回避できます。

この動きをくりかえすと、互いにくるくると回りながら円を描くダンスのようになり、ぶつかることはありません。これが、「丸くさばく」ということ。

〝交流ちゃん〟は、この「丸くさばく」が得意技なのです。

「自律神経は目に見えないものだから、コントロールするのは難しい」と考える方は多いと思います。しかし、私は、自律神経のコントロールは練習しだいで誰にでも習得できるものだと考えます。

「初対面の相手で緊張したけれど、深呼吸をしたら落ち着いてコミュニケーションがとれた」という経験はないでしょうか。

じつはそのとき、深く息を吸って吐くことで「○」の〝交流ちゃん〟が優位になって丸くさばき、「△」や「□」が前面に出すぎないよう調整してくれています。

○△□の記号は、あくまでも3つの自律神経を身近に感じていただくためのメタファー（隠喩）として使いましたが、「今どんな感じ?」と自問して、

- 「今は落ち着いていてラク。○（交流ちゃん）の感じだな」
- 「ああ、イライラする！　△（可動ちゃん）が暴走しそう」
- 「ダメだ、怖くて□（不動ちゃん）から抜け出せない……」

などと、客観視するときの助けにしてもらえればと思います。

今、どんな感じ？

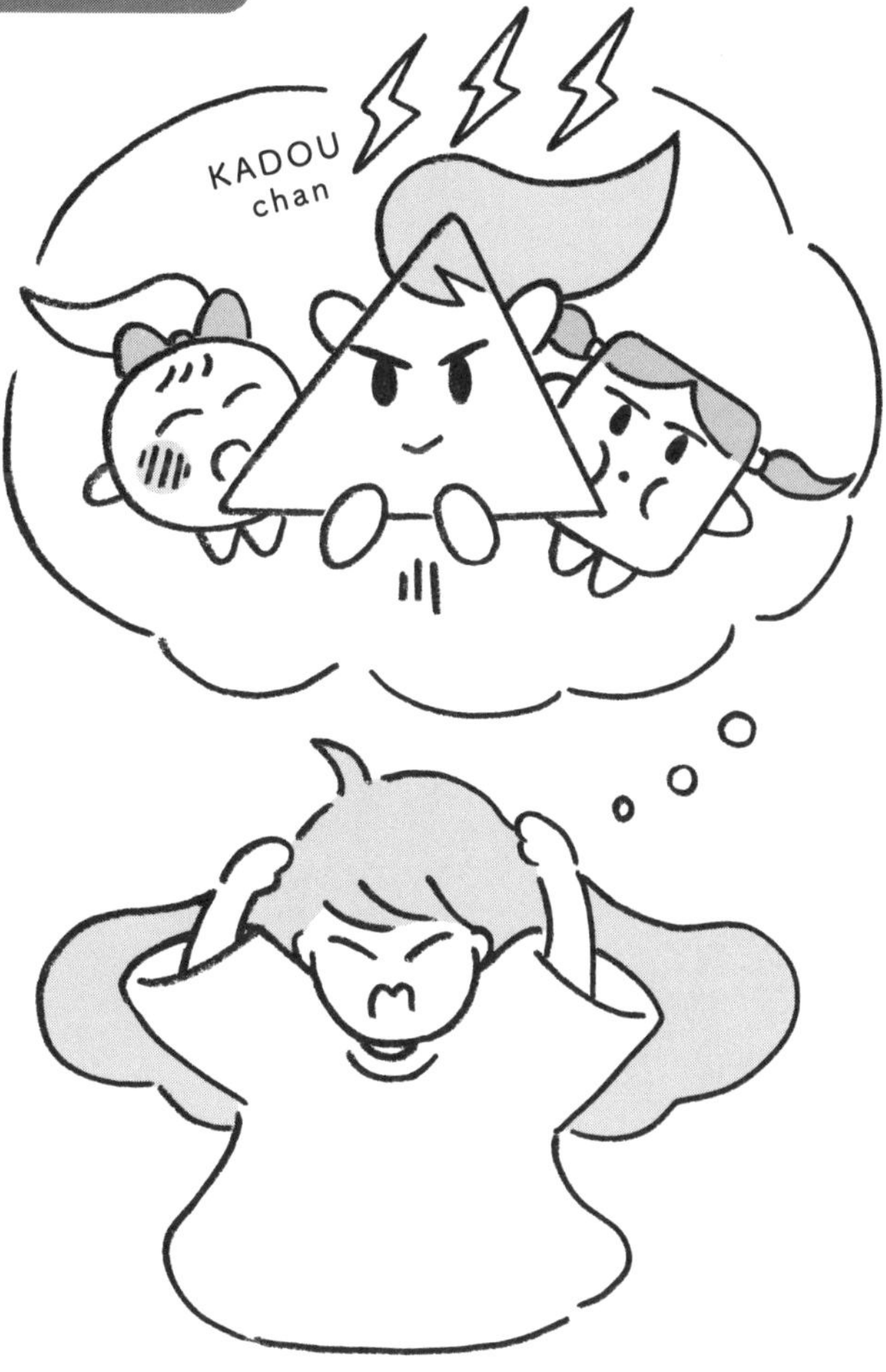

「ああ、イライラする！　△（可動ちゃん）が爆発しそう」と客観視

SCENE 1

3 握手できる距離が、安心・安全な「距離感」

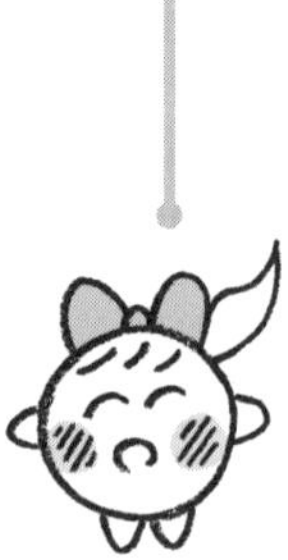

●哺乳動物だけにある「社会的交流」のための自律神経

自律神経の基本的な役割は、動物が環境に適応しながら生存していくための「**自動操縦**」を、24時間、休まずおこなうことです。

すべての地球上の生物は共生関係にあります。とくに動植物は、食物連鎖という宿命から逃れることができず、「身の安全」が最優先課題となります。

前述したように、3つの自律神経は〝不動ちゃん〟→〝可動ちゃん〟→〝交流ちゃん〟の順に進化・発達してきました。いちばん新しい〝交流ちゃん〟は、爬虫《はちゅう》類から哺乳《ほにゅう》類へと進化する初期段階で発達したと考えられます。

哺乳類は「**群れ**」をつくります。生き延びていくには、個々の身体的な強さではなく、「つながり」や「協力」「相互の助け合い」が欠かせません。

哺乳類はお互いにコミュニケーションをとることで、安心・安全な環境を確保してきたのです。言語や表情、感情のコントロールに関係する脳や筋肉の働きも、同時に進化してきたことになります。

〝交流ちゃん〟は、私たち哺乳類だけがもつ神経システムなのです。

ソーシャル・ディスタンスが生んだ居心地の悪さ

コミュニケーションは、まず「相手を理解しよう」とすることから始まります。

そこで情報収集のために**「五感」**をフル動員します。

相手が自分にとって安心・安全かを判断する、最初の手がかりは、「聴覚」や「視覚」からの情報です。声の調子や大きさ、表情、しぐさ、姿勢、行動、身だしなみなど。

さらに、「嗅覚」や「味覚」も判断材料となります。相手に近づいたときに感じる体臭や、一緒に食事することでわかる趣味嗜好も、重要な要素です。

最終的には相手に触《ふ》れ、「触覚」でも安心・安全を確認します。こうして五感をフル動員することで、自律神経システムがうまく機能するわけです。

欧米では、挨拶の際に握手を交わすのが習慣です。あの握手には、「私はあなたの敵ではありませんよ」という意思表示の意味合いがあります。

同時に、自分自身にも「この人は危険じゃないよ、安心・安全な距離感だよ」と教えます。握手は〝交流ちゃん〟の活動スイッチを入れる儀式ともいえるのです。

もし、握手を封じられたら、〝交流ちゃん〟の働きが阻害され、五感を十分に働かせることもできず、相手との距離感がつかみづらくなります。

２０２０年、日本では「３密《さんみつ》」や「ソーシャル・ディスタンス」「フィジカル・ディスタンス」という言葉が流行しましたが、相手と２ｍ以上離れた状態では、握手ができませんね。「密を避ける」状態では、相手に「私は敵ではありませんよ」と伝えづらく、自分自身も「この人は危険じゃない」と感じることが容易ではありません。

こうして〝交流ちゃん〟の出番が封じられると、その穴を〝不動ちゃん〟や〝可動ちゃん〟が補おうとします。しかし、３つの神経のバランスが崩れてしまい、それが心身の不調や悩みにつながることがあります。

コロナ禍では、そうしたケースが少なくなかったのです。とくに、多くの人が感じたのが「人との距離感がつかみづらい」という、対人関係の悩みではないでしょうか。

握手して意思表示

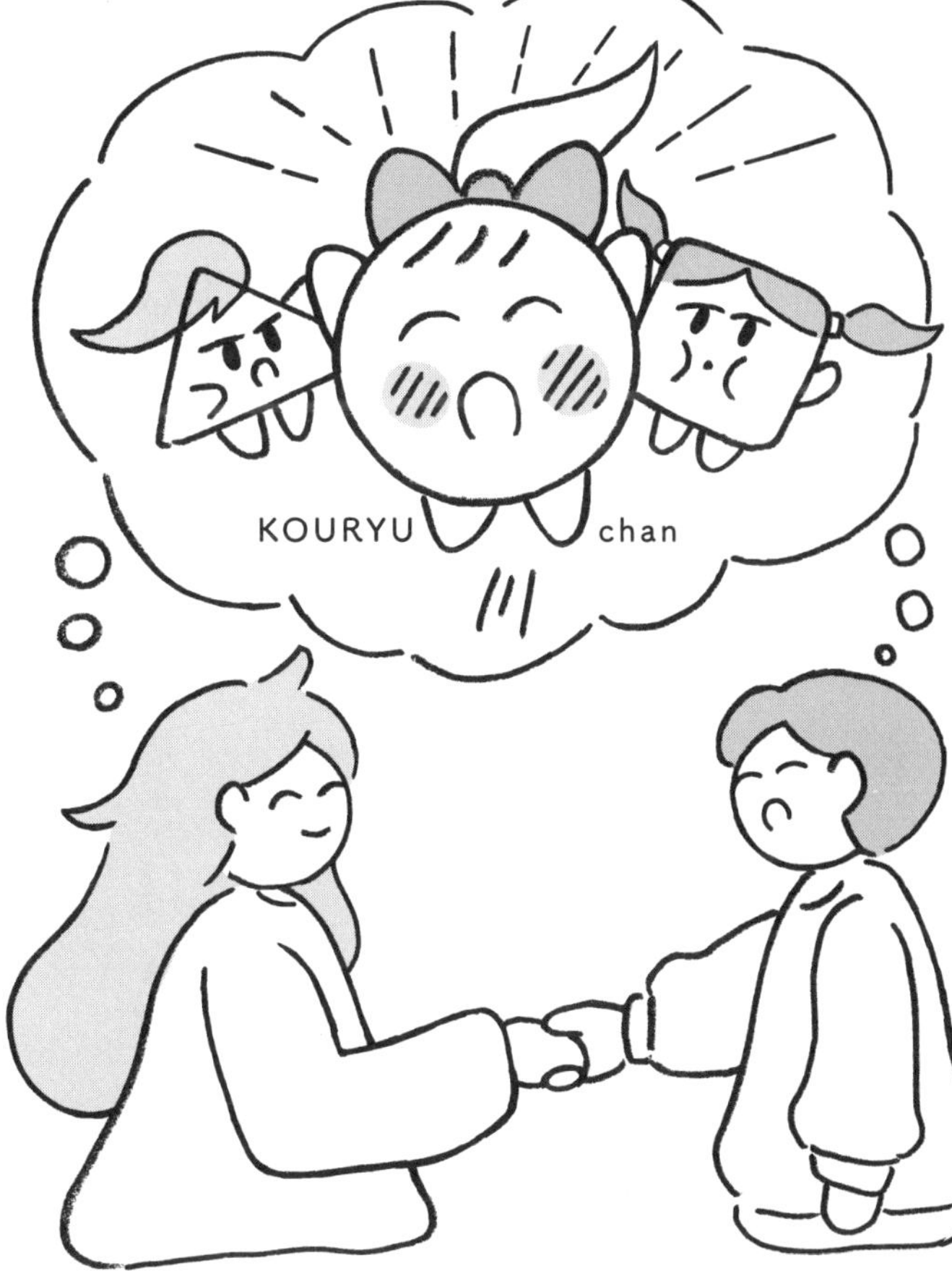

「安心・安全」を確かめ合うと"交流ちゃん"優位になる

SCENE 1

4 温度差を感じると、イヤな気持ちになるのはなぜ？

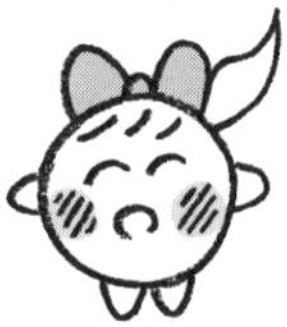

●最適な「距離感」は、状況、相手によって違う

人と交流するとき、私たちは無意識のうちに、相手との最適な「距離感」をとっています。近づきすぎず、離れすぎず、お互いに「いい感じ」を探りながら関係を構築します。

物理的にも「パーソナルスペース」とよばれる「距離感」があるのはご存じでしょう。次の4種類があるとされます。

親密距離……家族や恋人など親しい関係の相手に許される、身体に触れることができる距離（0〜45㎝）

個体距離……親しい仕事仲間や友人などに許される、
相手の表情が読みとれて、手を伸ばせば届く距離（45㎝～120㎝）

社会距離……上司との会話、商談や交渉、知らない人との会話など、
十分に会話できるが手は届かない距離（120㎝～350㎝）

公衆距離……講演会で話すなど、社会的関係の場面で、
大勢が視野に入る距離（350㎝以上）

本来、親しい仕事仲間は、表情が読みとれるくらい近くにいるのが自然です。

ところが、コロナ禍では2m以上の距離をとらねばならず、やりとりはオンライン化。こうした変化に合わせて、コミュニケーションも変わりました。

相手をリアルに感じられる機会が奪われ、安心・安全を実感できる状況そのものが減ったことで、〝交流ちゃん〟の状態が不安定になっていったのです。

●「安心・安全」であるために、他者の存在の助けが必要

コロナ禍の生活は、いってみればユニットの「メインボーカル」としてメンバーを

引っぱる役目の〝交流ちゃん〟が、脱退の危機にあったようなものです。

〝交流ちゃん〟が優位だからこそユニットのバランスがとれ、心地よいハーモニーが生まれます。ほかのメンバーが少々ミスをしても、トラブルになることはありません。

しかし〝交流ちゃん〟がいなくなると、緩衝《かんしょう》材がなくなります。ちょっとした摩擦を「丸くさばく」ことができず、真正面から衝撃を受けてしまいます。

たとえば、「そろそろ外出しても大丈夫では？」と友人を食事や遊びに誘ったとします。日頃、頻繁に会う関係だから、こちらと同じように相手も感じているだろう、と。しかし、相手が人との交流よりもコロナのリスクを重要視しているとしたら、誘いを断られてしまうでしょう。

それでもふだんならば、「今日、ご飯でもどう？」「ちょっと難しいかな、また今度」「わかった、またね」という会話で済むはずのこと。

ところが、「どうして応じてくれないのかな」と**「ズレ」**や**「温度差」**を感じてしまうのです。

それは、神経系のシステムが、安心・安全に満たされていない不安定な状態にあるからにほかなりません。

ポージェス博士は、著書『ポリヴェーガル理論入門』（花丘ちぐさ訳、春秋社）で次のような趣旨のことを語っています。

心地よい社会生活や人間関係は、「健康」「成長」「回復」をうながす社会的交流の神経経路（つまり〝交流ちゃん〟）を使っておこなわれます。

私たち人類の神経系は、「安心・安全」を探求しつづけ、「安心・安全だ」と感じるために、他者の存在の助けを必要としているのです――。

私たちは周りとのかかわりのなかで生きているからこそ、〝交流ちゃん〟の存在を意識することがとても大事になってきます。

SCENE 1

5 「ねばならない思考」で自律神経が乱れてしまう

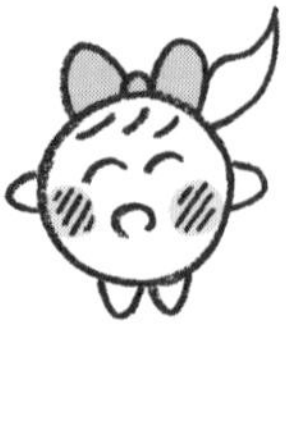

ストレスMAX状態の頭のなか

もともと、どれだけ親しい間柄でも「ズレ」や「温度差」はあります。日頃も感じているはずなのです。ただ、平穏な日常であれば、いろんな人と触れ合うことで多様な視点に触れ、思考のバランスをとることができます。

たとえ家族や恋人と気持ちのズレが生じても、毎日の通勤・通学、友人との集まりなどで別々の時間をもつことで、問題を重視せずに済んでいます。

たとえば、「脱いだ靴は、靴箱に入れて」と家族に言っているのに、なかなか聞いてもらえない。それでイライラしたとしても、絶えず靴問題を考えていることはないでしょう。ときどき注意しながらも流したり、うまく習慣づけるコツはないものかと知恵をめぐらせたりするものです。

しかし、コロナ禍で自宅待機が増え、家のなかで家族とだけ四六時中、顔を合わす。親しい友人や趣味の仲間に会えずにいる。そうすると、当然のことながらストレスがたまります。

たとえば、「家のなかでもマスクをしてほしい」と家族に伝えても、聞き入れてもらえない。すると「マスク問題は絶対に譲れない」と思ってしまう。ふだんなら流せることに執着してしまう。それはウイルス感染への不安が大きくなりすぎて、ソーシャル・ストレスが増大したからです。

新型コロナウイルスの脅威によって、たしかに私たちは大きな不安や恐怖にさらされましたが、人類はこれまでもずっとウイルスと共存してきました。

ホリスティック医学（身体の「部分」を診《み》るのではなく、生命《いのち》ある人間の身体を「環境」も含めた丸ごと全体としてとらえる医学）の視点から言うと、新型コロナウイルス対策でいちばん大切なことは、過剰な警戒ではなく**「正しく恐れる」**ことだったと私は考えます。

「正しく恐れる」には、まず、一方的にマスメディアから与えられた情報をうのみにせず、自分で実際の状況を確認するなどの行動をとることです。そうすれば、広い視野から客観的に状況を判断しやすくなり、思考も柔軟になります。

それに対し、過剰に恐れて警戒しつづけるのは、不動化（〝不動ちゃん〟）が優位になるため思考もフリーズし、ストレスMAXの状態。

その状態を長期間にわたり強《し》いられると、人はどんどん視野が狭まります。思い込みによる「ねばならない思考」がむくむくと頭をもたげます。そして、頭のなかも生活もその思考に支配されていきます。

●自分の地図は相手からは見えない

こんな話があります。

日本人とイギリス人が、「アメリカは世界のどこにあるか」と議論したとき、日本人は「世界の東にある」と主張し、イギリス人は「西にある」と主張します。それぞれ見ている世界地図が自国を中心に描かれ、異なるのですから、議論はかみ合いません。

「コミュニケーションがうまくいかない」と感じるとき、多くの場合、「相手は相手の世界地図でものを考えている」と気づいていないのです。

本来は、相手の情報が蓄積されるにしたがい、お互いに相手側の地図でものごとを考えやすくなります。ところが、「ねばならない思考」のままで世の中を見ると、相手も自分と同じ視点に違いないと思い込んでいます。ですから、当然ながら周囲との「ズレ」が生じます。

そして、衝突や摩擦が少しでも起こると、不安や焦り、いらだち、あきらめの感情にさいなまれます。そうなると、神経系は安心・安全でないため、周りとの「温度差」「距離感の微妙さ」ゆえにますます乱れていくのです。

〝交流ちゃん〟が優位に働いていれば、相手の言葉や態度に「そういう考え方もアリかも」「こんな考え方もあると思わない？」などと対応し、心地よい距離感を保っていくことができます。

自律神経の乱れを整えるためにおすすめしたいのが、自分の置かれた状況を客観視する**「マインドフルネス」**です。もともとは仏教的な考えにもとづく瞑想《めいそう》法の一種で、自律神経のバランスも整えてくれます。

脱退の危機にあった〝交流ちゃん〟をメインボーカルに戻すためのセルフケアとしても効果的な方法です。具体的な方法は、章末で紹介します。

SCENE 1

6 仕事の人間関係で体調を崩しやすい人とタフな人の差

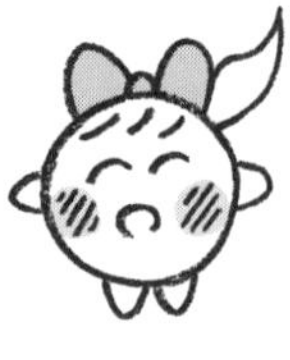

同じ現実でもとらえ方は状況によって変わる

たとえば、上司から叱られたとします。そのとき、どんな反応があるでしょうか。

「なんでそんなことで怒るんだ！」という、対抗心や反抗的な態度がストレートに現れるなら、〝可動ちゃん〟が前面に出ています。「ムカつく！」と、頭に血がのぼって、「逆ギレ」のような態度をとることもあります。

恐怖で萎縮して頭が真っ白になり、何も言えなくなるような場合は〝不動ちゃん〟が前面に出ています。無意識に、感覚麻痺《まひ》や無呼吸という「フリーズ」の反応を起こすことで、傷つかないように身を守ってくれます。

では、〝交流ちゃん〟が前面に出るときは？

- 「自分のために言ってくれてるんだ」ととらえ、上司の話に耳を傾ける。
- 「ここは黙っていよう」と判断したうえで、顔色ひとつ変えず黙っている。
- 「そんな大きな声でおっしゃらなくても聞こえています」「ご指摘の点であれば、すでに解決しています」と冷静に事実を伝えるような言葉を選ぶ。

といった反応が期待できます。「上司から叱られた」という事実は同じですが、どのフィルターで受け取るかによって、自律神経の反応は変わるのです。

同じ人であっても、そのときどきで変わります。ふだん、元気なときは〝交流ちゃん〟が前面に立って身を守れるタイプの人でも、落ち込んでいるときに厳しく叱責を受ければ〝不動ちゃん〟が反応し、身体が固まってしまうこともあります。

● ストレスそのものより、ストレスにどう反応するかが大事

ちょっと一緒に想像してみてください。

今、テレビ画面で、ニューヨークの街並みの映像を見ていると仮定します。

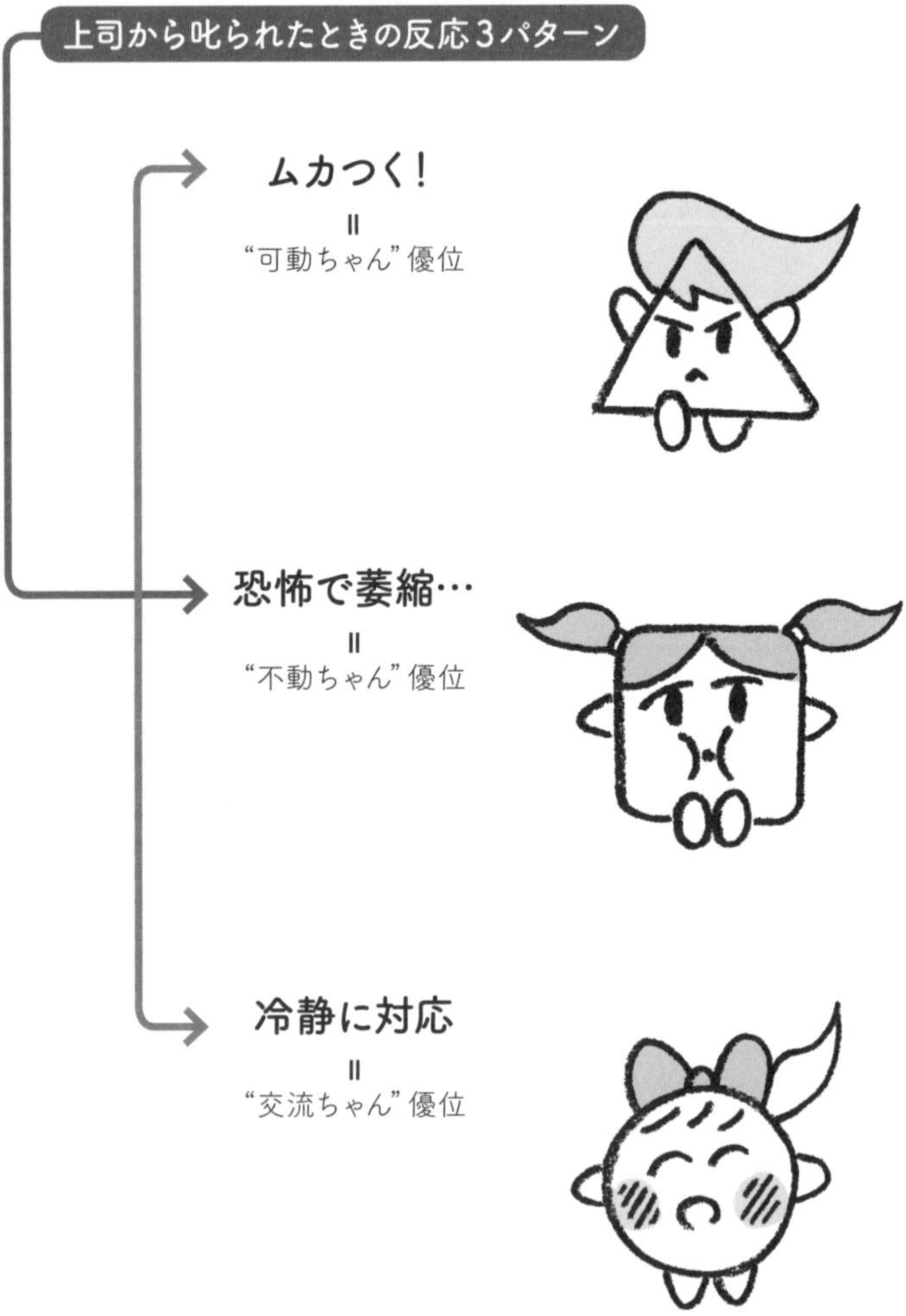
上司から叱られたときの反応3パターン
ムカつく！
＝
“可動ちゃん”優位
恐怖で萎縮…
＝
“不動ちゃん”優位
冷静に対応
＝
“交流ちゃん”優位

その映像を、２通りのＢＧＭで視聴します。

１回目は、メジャーコードで明るい印象の、軽やかなポップスの曲。

２回目は、サックスが激しく絶叫するような、不協和音のフリージャズです。

映像は、街の風景というニュートラルなものですから、それ自体には「良い」「悪い」の意味はありません。しかし、ＢＧＭによって何らかの意味が生じます。

メジャーコードで明るい印象の、軽やかなポップスの曲をＢＧＭにすると、画面に映る街並みは、刺激的で「住んだら楽しそう」という印象を与えるでしょう。

一方、サックスが激しく絶叫するような、不協和音のフリージャズをＢＧＭにすると、曲自体は通好みかもしれませんが、不安や恐怖を感じ、「この街で暮らすには、ちょっと……」となりそうです。

頭のなかの思考もそれと同じで、目の前のできごとをそれ自体としては見ず、自分好みのフィルターを通して見て、何らかの意味づけをしています。これが**「思考のクセ」**であり、専門的には**「認知」**とよばれるものです。

人生でさまざまな経験を重ねるうちに、人はみな、ものごとの見方や受け取り方を学習します。生まれ育った環境が厳しいものであれば、世の中はとても厳しいものに感じられるでしょう。

そうした感じ方が、世界のあり方を左右します。ものごとを「良く」とるか「悪く」とるかは、その人の思考のクセによることが多いのです。

戦争がつづいている国で生まれ育った人が、大人になって日本へ来たときのこと。空港近くで旅客機が飛び立つ轟音《ごうおん》を聴き、その瞬間、身を守るため反射的に地面にひれ伏した——。そんなエピソードを聞いたことがあります。

その人は幼少期から、爆撃機がいつも上空を飛び交うエリアで育ちました。安全な場所を探して逃げ回るような生活が当たり前という状況です。そのため、常に警戒心を張りめぐらすことと、危険から身を守る術が身体に染みついていたのです。

それは、生き延びるための適応能力でもあります。

ポリヴェーガル理論では、ストレスそのものが問題なのではなく、ストレスにどう反応するかが大事だ、といいます。

どこに焦点を合わせるかは、人それぞれの考え方や状況によって異なります。だからこそ、できるだけニュートラルに受け取るためのトレーニングが必要なのです。

SCENE 1

7 免疫力アップでストレスフルな日常から放たれよう

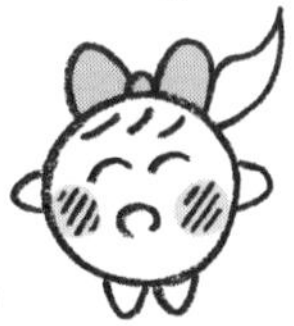

ストレスをまともに受けない工夫を

私たちが健康を維持できるのは、

- 身体が環境に合うよう調整する「自律神経系」
- ホルモン分泌をつかさどる「内分泌系」
- 外部の細菌やウイルスなどや内部のがん細胞から身を守る「免疫系」

この3つのバランスが保たれているからです。

これらは、地球上で環境に適応しながら生きるための自動操縦システムで、互いにネットワークでつながりながら機能します。

このシステムのバランスを狂わせるのが、ストレスです。

ストレスが免疫機能に影響を及ぼすということは、これまでの多くの研究でわかっています。

また、ストレスがあったとしても、十分な休息や睡眠をとることで免疫機能を高めるといわれています。

アメリカでおこなわれた、たいへん興味深い研究があります。風邪のウイルスを鼻からダイレクトに注入し、睡眠時間と感染の有無を比較検討したものです。睡眠８時間以上の人に比べて、７時間未満の人は「３倍」風邪を引きやすい、という研究結果が得られました。

また、中途覚醒の起こる率が２％以下の人は、７人に１人が発症したのに対し、中途覚醒率８％以上の人は、２人に１人が発症しました。熟睡できていないと、睡眠不足から免疫力低下を招き、風邪ウイルスに感染しやすくなってしまうのです。

この研究がおもしろいのは、風邪のウイルスを鼻から直接注入しても、十分な睡眠をとることで免疫機能を高め、発症を防ぐことができるという点です。

つまりウイルスは、宿主《しゅくしゅ》（共生する相手の生物）の免疫機能との関係性で、感染するかどうか決まるということ。また同じようにストレスも、受ける側の状態次第で良いものになるのです。

一般的には、ストレスをなくすことが大切だと思われていますが、過度なストレスが良くないのであって、日常的には適度なストレスが、じつは、健康を最適な状態に保ってくれます。

スタンフォード大学の心理学者ケリー・マクゴニガル博士によると、ストレスに対する心身の反応として「闘争・逃走反応」「チャレンジ反応」「思いやり・絆《きずな》反応」の３つがあるといいます。

「闘争・逃走反応」では、筋肉や脳にエネルギーを十分供給するために「アドレナリン」や「コルチゾール」などのストレスホルモンが分泌されます。緊急時には、火事場の馬鹿力を出して、身を守ることもできます。

「チャレンジ反応」においては、自信が高まり、積極的に行動できます。アスリートやアーティストが最高のパフォーマンスを発揮できるフロー状態でも「チャレンジ反応」が認められます。また、数種類のストレスホルモンのなかでも「デヒドロエピア

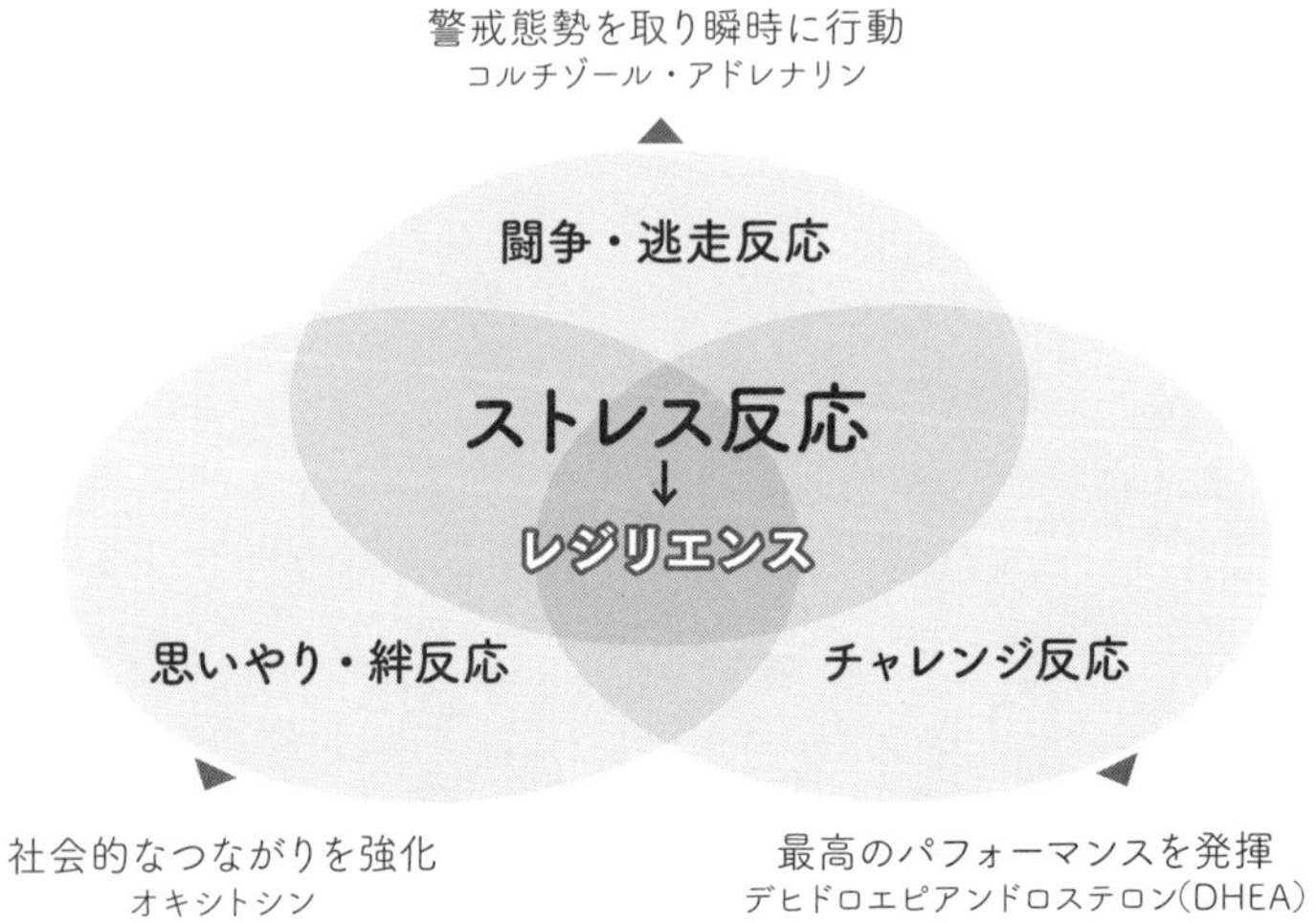

ンドロステロン（DHEA）」の割合が高く、ストレスからの回復をうながします。

「思いやり・絆反応」が起こるときには、社会的なつながりを高める「オキシトシン」というホルモンが分泌され、自分にとって大切な人々や社会を守ろうとする勇気が強まります。

　ストレスからの回復期においては、コルチゾールやオキシトシンは、ストレスによる細胞の炎症を抑えて自律神経のバランスを整えます。

　DHEAと神経成長因子は、「神経可《か》塑《そ》性」（神経回路やシナプスが、行動や環境などからの情報入力に反応して変化する能力）を高め、脳が経験したストレス反応を学習して、次に同じようなストレス状況が起こったときに速やかに対処できるようにします。

このことは「ストレス免疫」とよばれ、「レジリエンス」を高めてくれます。レジリエンスとは、困難や脅威に直面したストレスフルな状況に対して、うまく適応する回復力のことをいいます。

同じようなストレス状況でも、「闘争・逃走反応」ではなく「チャレンジ反応」や「思いやり・絆反応」が起こる場合、そのストレス体験は脳にとって一種のストレスワクチンのような効果となり、ストレスからの回復力を高めることになるのです。

ポリヴェーガル理論においては、ストレスそのものが問題ではなくストレスにどう反応するかが大事である、と考えると、「闘争・逃走反応」は〝可動ちゃん〟がおもに働いている状況です。

それに対して、「チャレンジ反応」は〝可動ちゃん〟を〝交流ちゃん〟がサポートしている状況です。そして「思いやり・絆反応」は〝交流ちゃん〟が優位となり〝可動ちゃん〟が支えている状態といえます。

●ストレスマネジメントで「〇」な人間関係

私のクリニックには、知らず知らずのうちにストレスをまともに受けてしまい、心が折れやすくなった人がたくさん来られます。

ストレスフルな状況から回復するための力が、「レジリエンス」です。今の状況に一喜一憂せず、本来の力を発揮できるよう、レジリエンスの考え方はアスリートのメンタルトレーニングにも用いられます。

また、先ほど合気道の話をしましたが、欧米では合気道をストレスマネジメントにも応用しています。

合気道は武道の一種でありながら、相手を倒すのが目的ではないことは先にもお話ししたとおりです。

三角で入身し、丸くさばいて、四角におさめる。このように、ストレスと真正面からぶつかって闘ったり逃げたりするのではなく、最初はストレスと共存しつつ、上手に流して対処することができるのです。

合気道は「相手を生かす」武道といわれ、開祖・植芝《うえしば》盛平《もりへい》翁も、合気道は愛の武道「愛気道」である、といわれています。

もし今の状況がつらい、苦しいとしても、そのつらさ、苦しさに飲み込まれない方法は必ずあります。

つらさ、苦しさを感じたら〝交流ちゃん〟〝可動ちゃん〟〝不動ちゃん〟がチームワークで「今の状況」に適応しようとしている様子を、まずは頭に浮かべてみてください。それが、自分でできるストレスマネジメントの第一歩となります。

自分自身でできるストレスマネジメントとして、心と身体の関係性を重視した**「精神生理学的ストレスケア」**があります。

私の前著『自律神経がよろこぶセルフヒーリング』（青春出版社）でご紹介したこの方法は、ポージェス博士の友人で、私の恩師でもあるエリック・ペパー先生が、ポリヴェーガル理論の考えも取り入れて実践されていたものです。

今回の本では、この精神生理学的ストレスケア（以後、「ストレスケア」と表記）について、ポリヴェーガル理論の視点から解説していきたいと思います。

では、具体的なストレスケアを紹介していきましょう。

SCENE 1

8 日々のストレスケアで〝交流ちゃん〟カムバック！

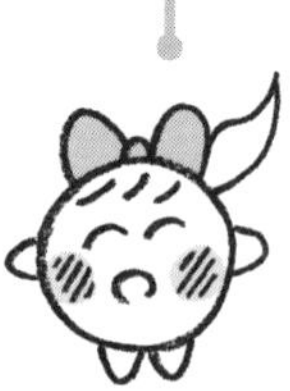

●ストレスケアの中心はマインドフルネス

本書では、各章末で「すぐ実践できるストレスケア」を紹介します。

ストレスケアとは、ストレス疲れの状態から自律神経を整え、安心・安全な状態へと回復していくための手段。つまり、〝交流ちゃん〟を優位にさせ、ユニット「ポリヴェーガル」を最適なバランスに保つための方法です。

疲れた心身にアプローチしていくとき、メインになるのが**「マインドフルネス」**です。

マインドフルネスとは、「今、この瞬間の心と身体の変化」に意識を集中させた状態で、「瞬間瞬間の評価（価値判断）をしない気づき」のこと。**「あるがままを**

受け入れた状態」ともいわれます。

心がマインドフルネスな状態にないと、エネルギーを大量に消費してしまいます。「どうしてあの人といつもうまく話せないのだろう」「自分は上司からダメなヤツだと思われているんじゃないか」などと悩みが頭のなかを堂々めぐりしたり、また別の悩みを呼び起こしたりして、絶えず心がざわついて落ち着かなくなってしまいます。心が「今、この瞬間」の現実世界から離れているからです。

「今ここ」という目の前の現実に対して、良し悪しの判断をせず、ただ意識を集中させることができれば、心は波風も立たず穏やかです。海にたとえると、凪《な》いでいます。

しかし、過去を悔やむことや未来を案じることに意識が向くと、心はザワザワしはじめます。さざ波が立つのです。

マインドフルネスについては前著でも紹介しましたが、今回の本で紹介するすべてのストレスケアのベースになるものです。

まずは、習慣化するトレーニングから始めましょう。

●すでに習慣づいた日常作業・動作をストレスケアとして利用する

心をマインドフルネスな状態にするトレーニングとして紹介したいのが「観察ワーク」です。

呼吸の観察ワーク

①背筋を伸ばして座ります。
②目を閉じます。
③そのまま1分間、静かに呼吸をし、観察します。

「息を吸った」「息を吐いた」「お腹がふくらんだ」「お腹がへこんだ」といった身体の変化を、ただながめるような感じで観察します。

雑念が浮かんできたら、評価や判断をせず「～と考えた」「～と思った」とつけます。「今、この瞬間」ではない過去や未来のことを考えているとわかれば、その思いを手放し、ふたたび呼吸に意識を向けます。

日常作業の観察ワーク

何か新しいことを始めようとすると、ワクワクする一方で、面倒くささを感じることもあります。トレーニングを無理なく実践するには、今すでに習慣づいた日常の作業や動作をうまく利用することです。

●**歯磨きの観察**……「歯ブラシが歯や歯肉に触れた感覚」「歯磨き粉の味」「水の冷たさ」といった感覚を、ただながめるように観察します。同様に、洗顔、入浴なども。

●**洗濯物たたみの観察**……手のひら全体で、生地の肌触りや形を感じながら、ゆっくりシワを伸ばし、たたみます。

同様に、アイロンがけ、食器洗い、掃除機かけなども、その瞬間瞬間の感覚に意識を向け、良し悪しの評価をせず、ただ観察しつづけます。

●「流すワーク」で自分を客観視する練習

「思考のクセ」や「ねばならない思考」による感情がわき上がり、心がザワザワしたら、「流すワーク」で瞬時にリセットします。そうすることで自分を観察し、客観視できます。

川に流すワーク

①目を閉じ、川の流れをイメージします。川は上流から下流へ、流れています。自分は川岸に座って、流れをただながめています。
②今、川面に落葉が浮かんでいます。その落葉も、下流へと流れ去っていきます。
③川をながめている途中で雑念が浮かんだら、「小さく丸めて川に投げ入れる」「落葉の上に乗せて、葉っぱごと下流へ流す」などの方法で流してしまいます。
④このようにして3分間ずっとその川をながめます。

苦手な上司に嫌味を言われたら、上司を葉っぱに乗せて流してしまいましょう。川にかぎらず、「滝に流すワーク」「ベルトコンベアーに乗せるワーク」などでもけっこうです。

焚火《たきび》にくべる「燃やすワーク」でもいいでしょう。実際に体験したことがあり、実感をもてるシチュエーションに設定することが大切です。

脳が自動的に始める「思考のクセ」をストップする方法を知っておくと、自律神経の乱れも止めることができます。

● 気持ちが楽になる表現に換えてみる

心のエネルギーを消費しすぎる状態が長くつづくと、その状態を脳が学習してしまいます。

脳への刺激が慢性化することで、自律神経にも影響がおよび、ひいては生活習慣病やさまざまなメンタル症状を招く要因になります。

そこで大切なのが、日々取り入れる「言葉」の情報です。言葉は、思考や感情、過去の体験やイメージなどの情報と深く結びついています。そのため、言葉ひとつで感情をコントロールでき、思考も変えられます。

次の３つを心がけてみてください。

日常生活でおこなう言い換え例

①ストレスを感じる表現「～ねばならない」などを、気持ちが楽になる表現「～でもいいかな」などに置き換える。

わき上がる感情の違いをチェックしてみましょう。

②「でも」「だって」などネガティブな感情をともなう言葉を言わないようにする。

これらを封じるだけで、思考をプラスに転じさせることができます。

③ネガティブな口グセの人からは一刻も早く離れる。

「もうイヤ」「しんどい」などネガティブな言葉や悪口、不平不満が口グセの人から影響を受けたときは、ひとりになってから「ありがとう」「幸せ」などホッとする言葉をつぶやいて、心の状態をリセットしておきます。

SCENE

2

怒り・イライラはもっとラクに切り替え＆スルーできる

SCENE 2

1 緊急時、とっさの行動は〝可動ちゃん〟のおかげ

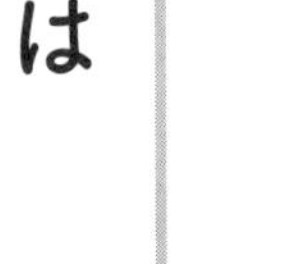

● 人間関係は「慎重・緊張」→「安心・安全」を経て成立する

この章では、可動化の自律神経〝可動ちゃん〟にスポットライトを当て、怒りやイライラの感情との関係を見ていきます。

〝可動ちゃん〟は、車の機能にたとえると「アクセル」にあたります。身の危険を感じた瞬間に「闘うか逃げるか」の判断をし、すばやい反応、パワフルさが特徴です。

人と人が出会ったばかりの頃は、「安心できる相手か」「自分を傷つけないか」を互いに探り合いますね。目の前の相手が自分にとって安全だと感じられるまでのあいだは、情報収集をしっかりおこなう必要があります。

そして、毅《き》然《ぜん》とした態度で接しながらも自分の意見を一方的に押しつけたりせず、

五感をフルに働かせて、相手の話をよく聞かなくてはなりません。

ベストな判断をするために、初対面のコミュニケーションでは交感神経が優位になり、緊張状態をともないます。緊張感が緩和されるのは、相手がどういう人かをキャッチでき、生理的にも落ち着いたときです。

人間関係を築くとき、このように最初は〝可動ちゃん〟優位の「慎重・緊張」からスタートして、「安心・安全」の〝交流ちゃん〟へ……というプロセスを経ます。

人と人との心理的距離が縮まるには、神経系の働きがひと役買っているのです。

●空いた車両で隣に人が来たら……！

では、安心・安全にはほど遠い「緊急時」はどうでしょう。

たとえば、がらがらに空いた電車の車両なのに、次の駅で乗ってきた人が自分の隣に座ったとします。

車両にはふたりしかいない空間で、すぐそばに知らない他人が来たら、誰でもイヤな気持ちになります。あなたが女性で、乗ってきたのが男性であれば、恐怖を感じるでしょう。

このとき、頭のなかをいろいろなことが駆けめぐります。

電車内は社会的な空間です。ふつうに乗っているときは、周囲に対する注意を払いながらも落ち着いています。ゆったりとした気持ちで電車にゆられている状況は〝交流ちゃん〟優位の状態です。

それが突然、緊張状態に変わった。「別の車両へ移動しようか。でも座席はほかにいくらでもあるのに、わざわざ近くに来られたせいで自分が移動しなきゃいけないなんて変！」という怒りの感情がわいて当然です。

それと同時に、「席を移動しても、ついてきたらどうしよう」「変にからまれたり、呼び止められたりしないだろうか」という恐怖心でいっぱいになることも考えられます。

日本の電車は比較的安全ですが、これがアメリカの地下鉄だったら常に警戒が必要です。空いた車内でそばに座る人がいたら、それは何か意図があると考えるのが妥当で、別の車両に迷わず移動する決断がいります。

「こんな状況はおかしい！」と怒る〝可動ちゃん〟と、「怖い、動けない……」とフリーズする〝不動ちゃん〟。両者がせめぎ合います。

そこで〝可動ちゃん〟が逡巡《しゅんじゅん》を断ち切って前に出れば、移動する、という行動を起こせます。しかし、〝不動ちゃん〟が優位になると、恐怖心から動けなくなるかもしれません。

ここで例に挙げた、身の危険を感じるような場面にかぎらず、緊張するシチュエーションで解決の鍵になるのが〝可動ちゃん〟です。

怒りは「喜怒哀楽」のひとつ。人間が感じて当たり前の感情です。今の状況に〝可動ちゃん〟が反応していれば、怒りの感情そのものはストレスにはなりません。むしろ、行動を起こすことや声を上げることが自律神経の働きをスムースにすると、ポリヴェーガル理論では説いています。

SCENE 2

2 なぜ、コロナ禍《か》で「自粛警察化」が起こったのか

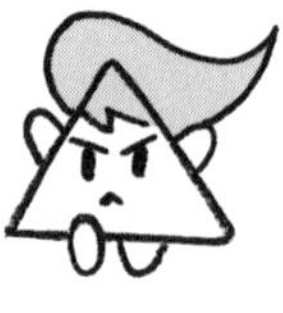

● 緊急事態に働く〝可動ちゃん〟ががんばりすぎると……

人から理不尽な態度をとられた。不快な物言いをされた。そんなときに怖気《おじけ》づかず、理路整然と抗議し、相手と向き合うには〝可動ちゃん〟がものを言います。

ただ、限度を超えた怒りや、たまりにたまったイライラは〝可動ちゃん〟を暴走させる危険もあります。コロナ禍の生活で、それが垣間見えたことがありました。

パンデミックが多くの人に恐怖を与えたのは、ウイルスが「目に見えない存在」だったからでしょう。

とくに2020年春、感染が拡大を始めた頃は情報が少なく、多くの方がテレビや新聞のニュースに不安をあおられたのではないでしょうか。

日本でも政府の「緊急事態宣言」により自粛生活を強《し》いられましたが、海外では罰則をともなう「外出禁止令」が発出され、世界中の人々が自由を奪われ、不満やストレスをためこみがちでした。

そのような状況下で、日本では「自粛警察」「コロナ自警団」とよばれる現象が起こったことをご記憶の方も多いと思います。

緊急事態宣言下で、休業要請に応じない店舗に嫌がらせの貼り紙をしたりＳＮＳで指摘したり、地方では、県外ナンバーの車を監視するなどの行為がおこなわれたといいます。

そこまでいかなくても、マスクをしていない人をつい、にらんでしまった経験に、心当たりがある方もいるでしょう。

こうした現象が起こるのは、「自分は要請に従って外出を自粛し、我慢している。それなのに、どうしてあの人はしないのだ」という**「憤り」**が根っこにあるからです。社会学的には、「同調圧力が強く、空気を読む日本人の習性による」と分析されているようです。

これをユニット「ポリヴェーガル」の視点から見ると、「ソーシャル・ストレスによる不満、怒り、イライラをためこんだために〝可動ちゃん〟が暴走した」と考えることができます。

今、世界的に政治や経済が不安定で、先が見えません。根底にある漠然とした不安が怒りに変わり、おかしな事件につながっている可能性があります。

●人間関係のストレスをかわすために

ためすぎた怒りやイライラは、衝動的な行動を生みやすくなります。しかし、そのエネルギーが別の方向へ向けば、自分の行動や可能性を広げてくれます。

コロナ禍の例で言えば、外出自粛の怒りや不満のエネルギーを他者に向けるのではなく、情報収集に向けていたらどうだったでしょう。

テレビや新聞で一方的に報じられる情報の真偽はどうなのか。調べるには労力を要しますが、データを得ることで状況をより客観視することができます。

すると、心が落ち着きます。自発的な行動をし、さらに良い活動モードのスイッチが入り、自分の成長のためにエネルギーを使うことができるのです。

人とぶつかり合って毎日疲れたり、イヤなことを言われて怒りをためこんだり。そうした気持ちを処理できないままでいるのはつらいものです。

人と良い距離感で日常生活を送るためにも、なくてはならない〝可動ちゃん〟の役割を、よく知っておく必要があります。

「アンガーコントロール」という言葉をご存じの方も多いでしょう。怒りをうまくコントロールして適切に対処するための心理トレーニングです。ムカッとしたとき、次の言葉を発するまでに「6秒待つ」といったテクニックがよく知られます。これも、〝可動ちゃん〟の働きを鎮《しず》めようとしているのです。

「怒りを抑えなくては」と意識すれば、ますます怒りが募ることもあります。

そんなとき、「〝可動ちゃん〟、落ち着こうか」と自分に語りかけてみるのもひとつの方法です。自分を客観視することにつながり、自律神経を整え、ストレス軽減にもつながります。

SCENE 2

3 頭痛、肩こり、そのとき〝可動ちゃん〟は…？

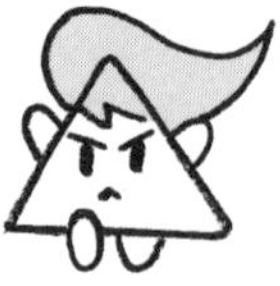

「うつ」と〝可動ちゃん〟の関係

〝可動ちゃん〟ががんばりすぎている状態は、「エネルギーを消耗しつづけてバッテリー残量ゼロへまっしぐら」です。車にたとえると、エンジンをふかしつづけてオーバーヒートし、エンスト（停止）しそうな状態。

疲れきってプツッと切れてしまわないよう、リラックスモードへ切り替える習慣をつくることが必要です。

ここで、「交感神経」と「副交感神経」の関係をあらためて確認しておきます。

交感神経は、おもに昼間の活動時に働き、副交感神経はおもに夜間などの休息時に働いています。

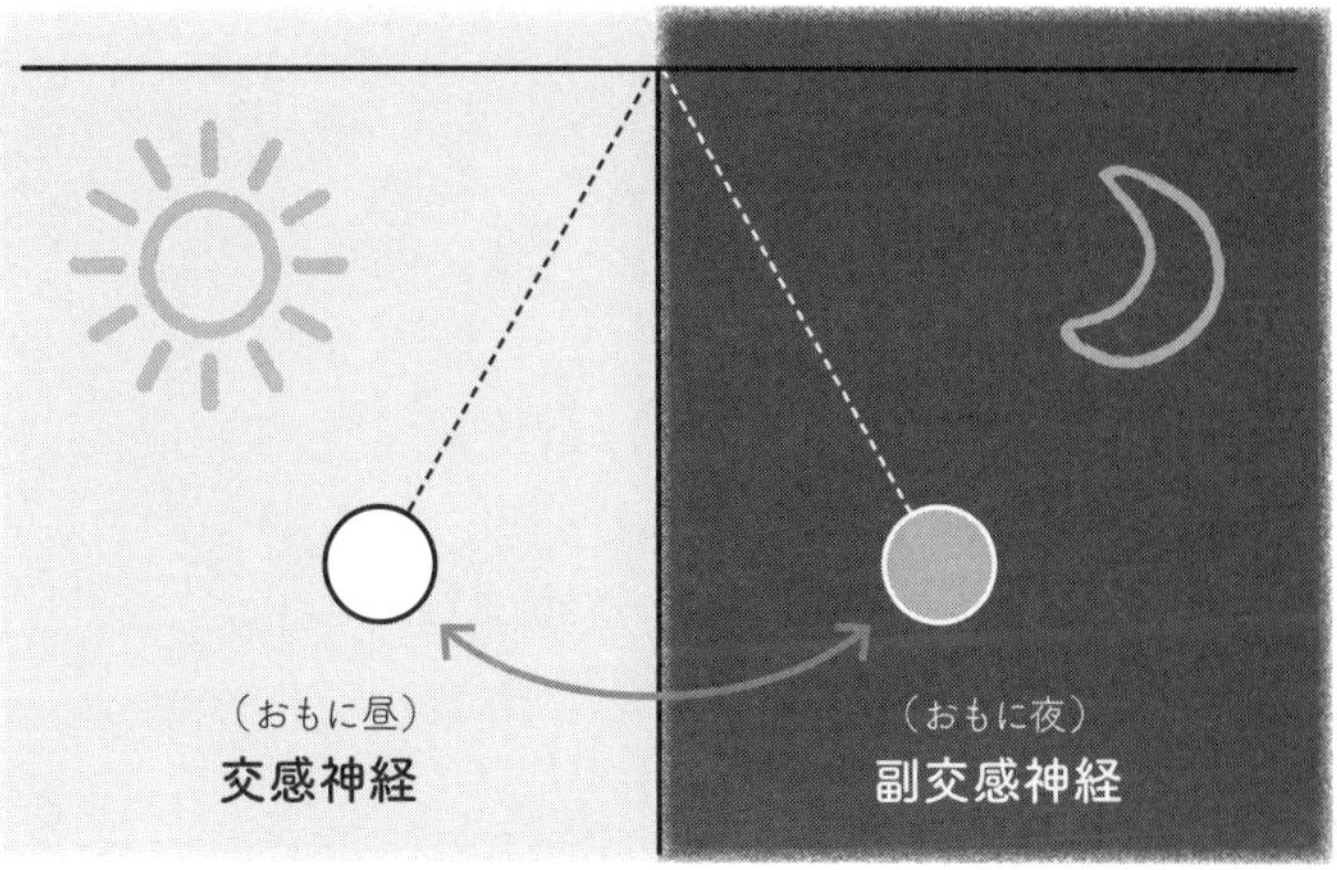

振り子がゆれ、心身のバランスを保っている

「交感神経と副交感神経のあいだを、振り子がゆれている」と考えてください。

日中の活動時から、夜の休息時へ。そしてまた朝が来て活動に入り、夜が来て休息に入ります。状況に合わせて振り子がゆれ、ふたつが交互に切り替わるのが、心身のバランスがとれた状態です。

副交感神経のおもな働きは、「エネルギーの再生」です。それでおもに睡眠中、副交感神経が優位になるのですが、ストレスがかかりすぎると振り子が副交感神経モードに切り替わらず、交感神経優位のままで止まります。

エネルギーを消耗する交感神経モードのまま生活をつづけると、ロー（低）

バッテリー状態となり、脳のコンピュータは「省エネモード」に切り替わります。

ノートパソコンやスマホだと、省エネモードでは画面が暗くなったり、処理速度が遅くなったりしたりしますね。同じように脳のコンピュータも、頭がボーっとしたり気持ちが落ち込んだり意欲が出なくなったりといった、「うつ」の状態となります。

細かいことが気になり、寝床に入っても考えつづけてしまい、十分に睡眠がとれない。朝起きても、まだ昨日のことを考えている。このような状態は、とても危険です。

うつになりやすい人のタイプは「几帳面で完璧主義」といわれますが、これは〝可動ちゃん〟ががんばりすぎているのです。

●エネルギーを消耗しすぎると人間関係にも影響が

交感神経優位がつづき、エネルギー消耗状態にある人は、はたから見てもわかります。起床時に疲れが残っているので、朝から元気がありません。

本人に自覚症状がある場合もあります。症状として出やすいのは、肩こり、頭痛、そして「なんとなくしんどい」「毎日だるい」といった違和感です。

しかし、この状態で病院を訪ねても、ほとんどの場合は、「ストレスですね」のひと言で片づけられ、症状を抑えるための薬を処方されるだけです。

西洋医学では、痛みや違和感は病気の兆候だと考えますので、「頭痛がつらい」という患者さんには頭痛薬を、「胃が痛い」という患者さんには胃薬を処方するなどして痛みや違和感を抑え込もうとします。薬の作用で一時的によくなるのですが、もちろん根本的な解決にはなりません。

なぜなら、痛みや症状は、「身体がおかしいよ」「ローバッテリで充電が必要だよ」と教えてくれる警告のサインだからです。

人は、痛みを感じなくなったら生きていけません。大怪我をしても火傷をしてもへっちゃらだったら、身体が耐えられなくて絶命してしまいます。痛みを感じるから、危険から身を守れるのです。同様に、疲労やうつ状態を感じなくなったら、エネルギーを充電するタイミングがわからなくなってしまいます。

火災報知器が鳴って「うるさいから」と電源を切ってしまったら、家が大火事で全焼します。薬による対症療法は、まさに火災報知器のスイッチを切ってしまうことと同じです。ホリスティック医学や東洋医学の治療の基本は、火災報知器の音に気づいたら「火元を突きとめて消すこと」です。

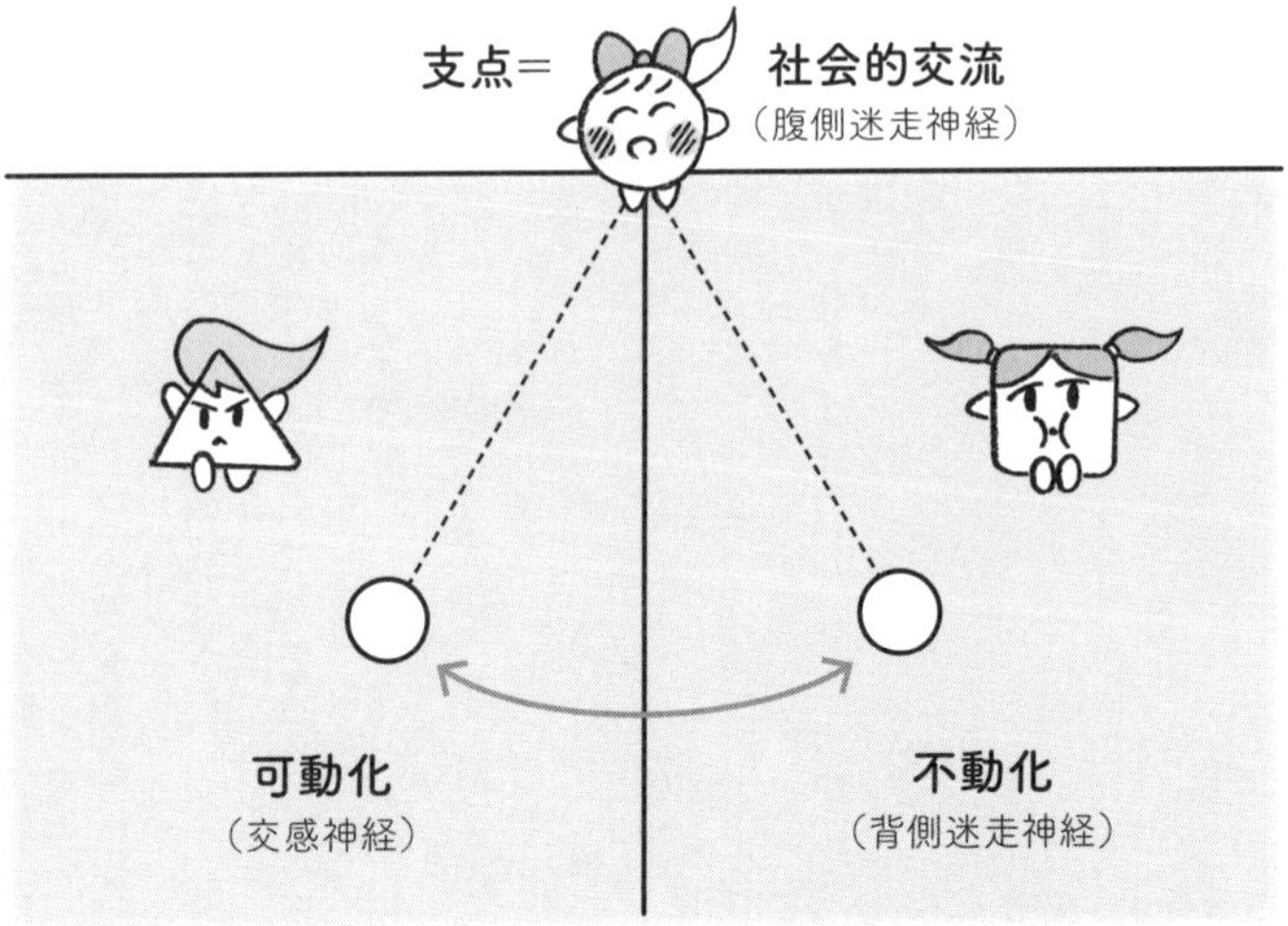

ポリヴェーガル的振り子。〝交流ちゃん〟がバランス調整している

ちなみに、ポリヴェーガル的視点から自律神経の振り子を表現すると、「支点」にいる〝交流ちゃん〟がゆれ具合を調整しているイメージになります。

もし〝交流ちゃん〟がいなくなったら、「可動化」または「不動化」の両極端に振れきってしまいます。

生活スタイルや睡眠、食事などを見直しながら、不具合の原因を自分で確認し、確実に改善させていくため、何より大切なのが自律神経です。〝可動ちゃん〟ががんばりすぎた状態から、〝交流ちゃん〟の出番を増やしていければ、不調のループから抜け出せます。それが、日々のつらさの軽減につながるのです。

SCENE 2

4 人と会うと楽しいのに、後でどっと疲れてしまうワケ

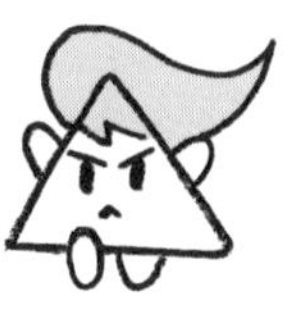

ニコニコ〝交流ちゃん〟の背後でシャカリキ〝可動ちゃん〟

こんな経験はないでしょうか。

会社の飲み会で楽しく歓談していると、苦手な上司が隣に来た。

「イヤだな」「最悪だな」と感じながらも、ニコニコと愛想よく会話をつづける。

本当は我慢しているけれど、「会社の飲み会」という場で、社会的交流を保つふるまいをする……。

この場合、〝交流ちゃん〟が前面に出た状態といえます。〝交流ちゃん〟優位なら、リラックスできて心身のバランスもよいはずです。

しかし、内心は上司に対して、「出た、説教かよ」「セクハラ発言に気づいてないんだな」「いつも話がつまらない！」などとイライラが充満しています。

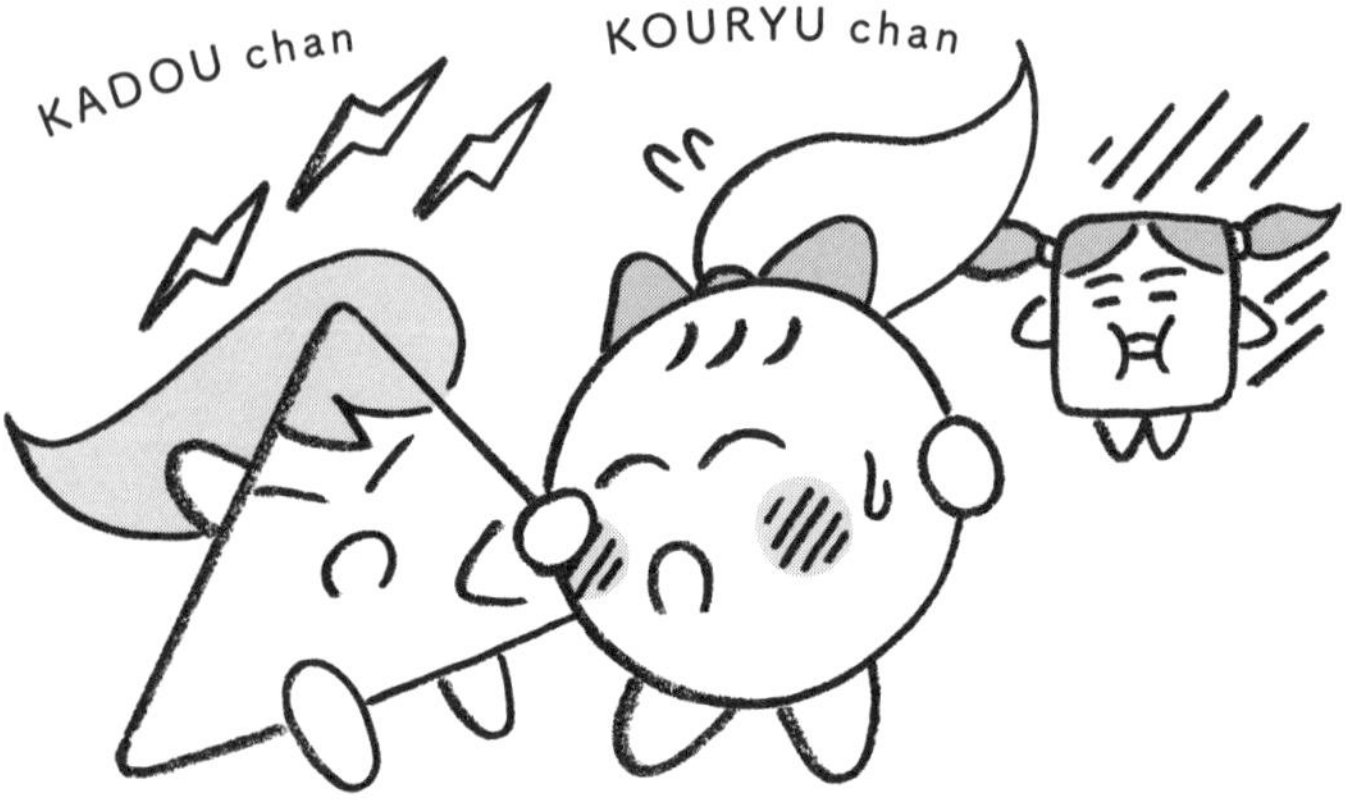

いい子を演じる“交流ちゃん”の背後に“可動ちゃん”がいる

その感情を出さずに対応をつづけ、席を変わりたい気持ちを抑えようとがんばっています。

この状態をポリヴェーガル理論的に見ると、表に出た〝交流ちゃん〟の背後で黒衣《くろこ》のように〝可動ちゃん〟がシャカリキに働いている状態といえます。

一見、〝交流ちゃん〟が働いているようで、じつは〝可動ちゃん〟がフル回転しているのは、信号でブレーキを踏みながらアクセルも踏むようなものです。

車は正常な動きができずに壊れてしまうかもしれませんし、事故を起こす可能性もあります。安心・安全な状態にはほど遠いのです。

●「相手の機嫌を損ねないように」という社会的配慮

このケースでは、上司が隣に来たらすぐ場所を変える、という行動をとることもできます。たとえば、「ちょうどお手洗いに行こうと思っていた」「電話をかけるので」と言って席をはずしたのをきっかけに別の場所に座るなど、とっさの判断で動けることもあります。

また、飲み会にかぎらず、社会的な場所で距離感を詰められることに嫌悪感を抱く人もいるでしょう。会社では私生活の話をしたくないのに、無遠慮にズカズカと踏み込んでくる人がいるとします。そこで「そういうこと聞かないでください」「今、言う必要ありますか」などと口に出せたら、相手はプライバシーにかかわる話題を避けるようになるかもしれません。

しかし、対応によっては角が立つことがあります。できれば穏便にすませたい。そのためには、我慢すればいい……。

このとき、〝交流ちゃん〟と〝可動ちゃん〟が互いにバランスをとろうとするのですが、いずれにしても〝交流ちゃん〟ががんばりつづけています。

〝交流ちゃん〟がメインボーカルポジションで「いい子」を演じつづけると、それもまたストレスになるのです。

飲み会に行って楽しかったのに、帰ったらグッタリ疲れた……という経験がある方もいるでしょう。周囲に合わせようと気を遣い、本来の自分とは違う自分を演じて一生懸命がんばっている状態は〝交流ちゃん〟の裏で〝可動ちゃん〟がエネルギーを消耗しています。疲れるのは当たり前なのです。

専門的には「**過剰適応**」といいますが、ストレスをためやすい状態が多くなると、肩こりや頭痛が慢性化します。いつも気分がすぐれず不定愁《しゅう》訴《そ》を招いたり、「うつ」の原因になったりもします。

対策として、飲み会などの後に、「無理していなかった?」と身体に尋ねるようにしてみてください。

帰宅後に肩こりなど身体の疲れを感じていないか。翌朝に節々が痛い、頭痛がするといった症状はないか。交感神経優位のサインが出たら、「どこかで無理していたのかも」と気づくきっかけになります。無理している自分に気づけたら、その気づきがブレーキ役になっていきます。

SCENE 2

5 「忖《そん》度《たく》させ体質」な上司に振り回されない対応術

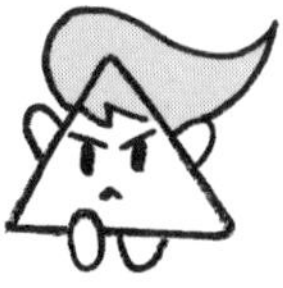

●人間関係のストレスは相手によって千差万別

内心は怒っているとしても、〝交流ちゃん〟がうまく働いていれば、周囲からはそうとはわかりません。

周りの人は「ちょっとイラッとしてるのかな?」と感じる程度ですから、雑談をしたり、仕事上の相談ごとを持ちかけたり、ごくふつうのコミュニケーションがとれます。〝交流ちゃん〟と〝可動ちゃん〟が拮抗《きっこう》し、バランスがとれた状態です。

しかし、うまく怒りを隠したつもりでも、周囲にはバレバレというケースもあります。〝可動ちゃん〟の暴走を〝交流ちゃん〟が制御しきれていないにもかかわらず、本人が気づいていないのです。そのとき、次のような言動が見られます。

- 動作が乱暴になる（話しながら机を叩くなど）
- 言葉が乱暴になる（イライラをストレートに表現するなど）
- 周囲に当たる（舌打ちなど）
- 物に当たる（物を投げたりするなど）

このように、明らかな怒りが言動に現れると、はたからは気分の浮き沈みが丸わかりです。精神的に不安定にも見え、「面倒な人」と思われてしまうわけです。

このタイプの人が上司にいると、周囲はその人の気分に振り回されて、気苦労が絶えません。

刺激して面倒なことになるのを避けるため、「今日は大丈夫だろうか？」などと絶えずご機嫌うかがいを強いられます。「忖度《そんたく》」してしまうわけです。

●自分軸か相手軸か

「忖度させ体質」の人が身近にいる場合、どうしたらよいのでしょう。ここでひとつ考えたいのが、「自分軸」「相手軸」という考え方です。

「忖度させ体質」への対応策は、ぶつからずになんとかやり過ごすか、言い返すか、関係を断つか、黙って耐えるかのいずれかでしょう。

どれかひとつが正解ではなく、環境やそのときどきの状況によって対応は変わってきます。

「自分軸」で判断する人は、意識が「今、この瞬間」に向いています。ですから、相手が「忖度させビーム」を発射したら、面倒を感じながらもそこそこに対応してやり過ごせます。「本当の自分が何を望んでいるのか」に意識を向けているから、ブレないのです。

他方、相手と同化することで自分が安定する人もいます。これが「相手軸」の考え方。自分が何を望むかよりも、できるだけ相手の望みどおりに動くほうが心地よいというタイプです。相手に振り回されているようで、結果的に本人が安定しているのならば、これはこれでバランスがとれています。

しかし、相手のために一生懸命になりすぎて、自分を大切にすることがおろそかになったり、相手に十分寄り添えない自分を責めたりします。

「忖度させビーム」を感じれば感じるほどがんばってしまい、自分がストレスを抱えていることに気づきません。

そして、「人のためにがんばれない自分はダメだ」と、自分に怒りを向けることもあるのです。

「ラクをしてはダメ」「苦労してこそ報われる」という、子どもの頃に親から受け取ったメッセージが影響するケースは少なくありません。

もしも、自分が「相手軸」で判断しているかもしれないと気づいたら、やはり自分の身体の声に耳を傾けることが大事です。自分をはたへ置いておいて、周りに気を遣ってばかりいると、いずれ燃え尽きてしまいます。

前項で紹介したように、「身体のどこかに痛みはないか」「疲労感はないか」、ひとりの時間に自分に問いかけてみてください。そのうえで、章末のストレスケアを実践してみましょう。

相手は変わらなくても、自分が変わることに意識を向けることができたらストレスから解放されます。

SCENE 2

6 「怒りっぽいかも？」のふりかえりが改善のきっかけに

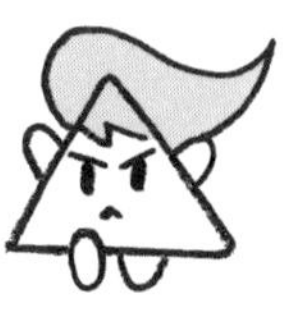

怒りを感じることを無意識に選択する怖さ

「怒り」は、相手がしたことに対して感じるのが一般的ですが、「もともと自分が怒りたくて怒っている」というケースもあります。

本人のなかに絶えず怒りがあって、怒りを感じたいがゆえに、怒る。他人の粗探しや揚げ足取りをしたりもする。自分のなかで、「こういうときは怒る」というパターンが形成されています。

多くの場合、子どもの頃に学習しています。親から押さえつけられて育った。しつけが厳しかった。いつもきょうだいと比べられた。親が敷いた人生のレールから逸脱しないよう必死にがんばったけど一度も褒めてもらえなかった。

つらくてしんどかった子ども時代。当時は、自分が怒りをためていることに気づいていません。

子ども時代を引きずったまま大人になると、怒りのエネルギーは、心の奥で絶えず、くすぶります。

そして、たまたま上司に親を彷彿《ほうふつ》とさせるイメージが重なった場合、子どもの頃のつらさやしんどさがよみがえり、相手の言動にいちいち怒りがこみ上げてきます。敵対心に火をつけられたと感じてしまうのです。

職場だけでなく、恋人や友人関係でも起こります。周囲から「怒りっぽい人」と思われる可能性が高いわけですが、本人は気づけないのがやっかいなところです。

●自分を客観視する大切さ

相手に怒りを感じるけれども反抗できないとき、「わざと失敗して相手を困らせる」という行動をとることがあります。

ムカつく相手に感情を直接ぶつけるのではなく、「わざと問題を起こす」「仕事をさぼる」などの消極的な態度で怒りを示します。

また「反応しない」「何もしない」といった態度をくりかえすうちに、だんだんエスカレートし、「うつ」「病気になる」といった状態にまで進むケースもあります。

本人の怒りはたまったままなのですから、心身にも良くない影響がおよぶのは明白です。


患者さんの話を聞くうちに、現在の心身の不調の大本は「子ども時代からためこんだ怒り」にあるのではないか、と感じることがあります。

今のつらさを解消するには、「自分は親への怒りを、上司を身代わりにして、はじめて親にぶつけているのだ」と気づくことも役立ちます。


つまり、自分を客観視できると、怒りはコントロールしやすくなります。自分を客観視するための根本的な方法が、1章で紹介したマインドフルネスです。

自分にとって安心・安全でない状態にあると、人は怒りを感じやすくなります。目の前のできごとをネガティブに感じ取ることで、怒りに結びつきやすくなります。

ネガティブな思考の自動操縦が頭のなかでぐるぐる回りはじめないよう、「今、この瞬間」に意識を集中させる。すると、ニュートラルな状態を保つことができ、怒りを小さくできます。

SCENE 2

7 ストレスケアの基本は「怒りの感情を手放す」

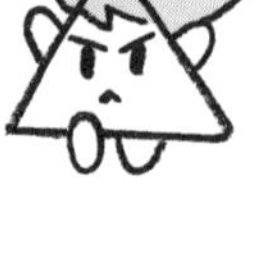

●「怒り」の反対は「赦《ゆる》し」

過度の怒りによる交感神経の「過緊張」は、心身を消耗させてしまいます。

ストレスケアのポイントは、いかにして怒りをためずに過ごすか。

そこで意識したいのが、

- 自分は何に怒りを感じているのだろう？
- 自分の怒りの感情は、一体どこから来ているのだろう？

と考えてみることです。日々の怒りやイライラは、何に向けられたものでしょう。

社会？　今の状況？　特定の誰か？　あるいは、自分自身の可能性もあります。好きになれないクセや性格など、ネガティブな部分を、相手に投影するのです。
自分と似たところを相手に見つけたとき、怒りの感情がわいてきます。相手に対して怒っているつもりで、じつは自分自身に怒っています。

何に怒りを感じているかの答えは、すぐには出ないかもしれません。ですが、「自分自身にあるのかも？」「親に対してかもしれない？」「じつはさみしかったんだ！」と気づければ、他者や自分自身を「赦《ゆる》す」ことができるようになります。その感情を自然に感じられるよう、怒りの感情を手放すストレスケアを実践していきましょう。

怒りを感じた瞬間に「思考停止法」「発散法」

怒りの感情は本能的なものですが、時間が経てばおさまります。怒りを感じたその瞬間、数分間、数時間をどう過ごすか。自分なりの対処法をもっておきましょう。

思考停止法

怒りを瞬時に別のものへ切り替える

怒りを感じた瞬間、刺激の起こった場所からすぐに離れます。別の部屋や空間へ

（職場ならばトイレ、階段、屋上など）。怒りのきっかけとなった人からも離れて。

●痛みや刺激を利用して、冷静な自分を取り戻す

輪ゴムを手首にはめておき、怒りを感じた瞬間にパッチンと弾きます。ハッと我に返るくらいの痛みであることがポイントですから、ヘアゴムよりは輪ゴムがおすすめ。
ほかに、身体のどこかをつねる、ペンで軽く突っつくなどの方法も。

発散法

●怒りをためずに発散させる

白い紙を赤い絵の具（または色鉛筆、クレヨンなど）で塗りつぶします。
その上から、黒い絵の具などを重ねて真っ黒にします。
怒りの象徴である「赤」で感情を発散させ、「黒」で鎮《しず》めます。

●言葉で感情を吐き出す

大声で叫ぶ！　ストレス解消グッズ「叫びの壺《つぼ》」やボイストレーニング用グッズを

利用すれば、自宅でも怪しまれずに習慣化できます。

近しい人に愚痴を聞いてもらうのも、気づきのチャンスかもしれません。

怒りが身体から出ていく感覚をトレーニングしておく

心の状態を変えるために、心そのものへアプローチするだけでは難しいので、身体の側からアプローチするトレーニングも必要です。

ネガティブな感情やエネルギーが抜けていく感覚やイメージをつかんでおくと、怒りを感じた瞬間に、すぐ対処できるようになります。

ひとりでできる「笑顔トレーニング」

顔の表情筋は、感情と関連します。そして、感情と脳はつながっています。

そこで、表情筋からアプローチして怒りをおさめるトレーニングです。

ポイントは①②③を同時におこなうこと。練習しておけば、怒りやストレスを感じても瞬時に消し去ることができます。

①鏡の前で笑顔をつくる。

手の指先をほおに当て、口角を上げてみるなどして、どうすれば笑顔になるかをチェックしてください。

②笑顔のまま息を吐く。

息を吐くタイミングで副交感神経が働き、心拍数も下がります。

③全身の力をゆるめ、手や足から怒りが出ていく様子をイメージする。

ふたりで取り組む「びっくりトレーニング」

びっくりすると、首がすくみ、肩に力が入り、身体が固まります。そのストレス反応を意図的につくった後、力を抜くトレーニングです。これはペアでおこないます。

①パートナーと向かい合う。

②ひとりが相手の顔の前でパンと手を叩いて、相手をびっくりさせる。

相撲の立ち合いの瞬間、対戦相手の顔の前で両手を叩く「猫だまし」戦法のように。

③びっくりしたほうの人は、一瞬呼吸が止まって首や肩に力が入り、身体が固まる状

態を意識する。その直後に、「笑顔トレーニング」の①②③を同時におこなう。

このとき、肩から腕にかけて緊張が流れ出ていく感覚を得やすいように、手を叩いたほうの人は、相手の肩から両腕そして手先にかけて両手で触れながら、流すようにします。

ストレスはその日のうちに手放す

イライラが募り、寝床に入ってもテンションが下がらない。眠りに落ちても中途覚醒し、いつも寝不足。これらは〝可動ちゃん〟ががんばりすぎたせいで起こります。

交感神経から副交感神経へスムースに切り替え、質のよい睡眠を得るには、日中の過ごし方と就寝前の過ごし方が鍵になります。

日中の過ごし方（リセット法）

正午（昼休み）は「ストレスリセット」の時間です。ネガティブなエネルギーを夜までためないよう、いったんゼロにする気持ちでおこないます。また、午後3時に休憩がとれるなら、同じようにリセットを。日中、こまめにくりかえすのがコツです。

●オフィスの外に出る　●ゆっくりランチをとる　●散歩する　●好きな名言を見る
●ひとりになる　●思いきりため息をつく　●仮眠をとる　●書店に入る　……など。

就寝前の過ごし方（リセット法）

●湯船に浸かる

ストレスがたまって「過緊張」状態がつづいているなら、就寝の90分ほど前に湯船に浸かっておき、入眠しやすい体温に下げてから寝るようにします。

●寝床で一日の最後のリセットを

手足が冷たい人は、靴下などで適度に温めることで、足先の末梢《まっしょう》血管を広げ、熱を放出し、身体の深部体温を下げて寝やすくなります（手足が温かい人は、靴下ははかないほうがいいでしょう）。

疲れきっているなら、保冷剤などで頭や顔も冷やします。体表温度が下がると血液の温度も低くなり、深部体温が下がります。副交感神経への切り替えがスムースになり、心身の疲れを翌日に持ち越すことがなくなります。

SCENE 3

不安・緊張を小さくする「ニューロセプション」の働き

SCENE 3

1 「なんとなく○○」と自律神経には深い関係があった！

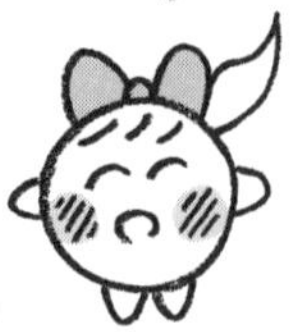

ニューロセプションという無意識下の察知システム

私たちは生活のなかで、「なんとなく不安」「なんだか緊張する」「イヤ〜な感じがする」という感覚になることがあります。

「理由はわからないけれど、なんとなく……」です。その感じから不安や緊張がさらにふくらみ、体調不良やメンタルの乱れにつながることさえあります。

専門的な話になりますが、人間はふだん「なんとなく」ではなく、はっきりとした「感覚器官」を通して自分の周りや身体のなかの状態を知ります。

たとえば、沸騰したやかんに触れたとき、「熱」という物理的な刺激があります。その刺激にもとづく感覚情報に脳が反応して「熱い」と判断します。

受け取った刺激に対する意味づけをおこなうまでの、この過程を**「知覚」（パーセプション）**といいます。

人は、「熱い」「冷たい」「重い」「軽い」「固い」「やわらかい」などの知覚をもとに、刺激をもたらすものが何であるか、それをどうするか、解釈したうえで（この過程を**「認知」**という）、行動を決めていきます。

一方、ポリヴェーガル理論では、人間は「無意識レベルの反射」をしている、と考えます。「自分の周りは安心・安全か」「危険はないか」「生命の危機はないか」を察知し、それぞれの状況にいちばん適した神経が反応する、という考え方です。

意識的な「知覚」とは異なり、無意識的な「察知」である、ということから、ポージェス博士はこれを**「ニューロセプション」**と表現しました。「neuro（＝神経）」と「perception（＝知覚）」を組み合わせた造語です。

注目すべきは、このニューロセプションは、五感のうち、おもに「視覚」と「聴覚」による情報から大きな影響を受ける、ということです。

マスク着用習慣がコミュニケーションにもたらしたこと

２０２０年のパンデミックが、人々に不安や緊張をもたらしたいちばん大きな理由は、感染症が目に見えないことでしょう。見えない相手や未知のものに対しては評価や判断のしようがないため、不安が増大してしまうのです。

感染症から身を守る手段として、日本では、早い段階からマスクの着用が推奨されました。日本ではもともとマスク着用の習慣がありますから、欧米と比べると、あまり抵抗なく受け入れる人が多かったように思います。

しかし、マスクをすると、近くにいる人の「声が聴きづらい」「表情が読みづらい」といったことが起こり、聴覚・視覚からの情報をさまたげます。

じつは、こうした違和感が、自律神経に少なからず影響をおよぼしたと考えられるのです。

子ネコや子イヌがじゃれ合いながら、ときどき動きを止めて互いの顔と顔を見合わせているのを見たことがあるでしょう。あれは、「じゃれ合っているけど、本気の攻撃じゃないよね」と、顔と顔を見合わせることで互いに確認しているのです。小さな子ども同士が遊んでいるときなども、同じようなふるまいが見られます。

顔と顔を見合わせるとき、「安心・安全だ」と察知するのがニューロセプションです。

警戒しながら相手と向き合うときは〝可動ちゃん〟優位で闘争モードに入っていますが、ニューロセプションが「安心・安全だ」と合図を送れば、緊張状態がゆるんで〝交流ちゃん〟が優位になります。そして、打ち解け合えます。

よく「ひざを突き合わせて話せばわかる」などといいますが、ニューロセプションは五感と深くかかわり、さまざまな状況で〝交流ちゃん〟をメインボーカルの位置に呼び出す、重要な役割を担います。

不安と緊張で満たされたコロナ禍の日常こそ、ニューロセプションの働きが大切でした。しかし、マスクという、たった布1枚の壁が神経系を乱し、ニューロセプションの働きを低下させ、不安や緊張を増幅させた可能性があるのです。

ニューロセプションと自律神経はどんな関係にあるのか、さらに詳しく見ていきましょう。

SCENE 3

2 不安・緊張から守ってくれる「ニューロセプション」

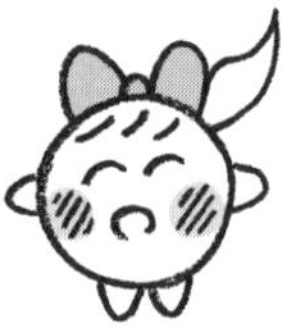

ニューロセプションの発見

ポージェス博士の著書『ポリヴェーガル理論入門』によると、博士がニューロセプションの概念を発見したのは、ＭＲＩ検査をはじめて受けたときのことだそうです。

博士は初体験に胸躍らせ、とても心地よい状態で検査を待っていました。しかし、検査台が静かに動き出し、ＭＲＩ磁気装置の小さな穴のなかへ滑り込んでいったとき、急にパニックを起こし、「出してくれ」と訴えます。

一度、装置から外へ出され、その後再開されましたが、やはりパニック発作が起きそうになり、検査は中断されました。

ポージェス博士はこの体験を、「知覚と認知」が「身体の反応」とズレた「好例」として紹介しています。

博士は狭い場所や検査が苦手なわけではなく、むしろ好奇心の強さが優るほど検査を楽しみにしていました。

危険でないこともわかっていたのですが、身体に「何か」が起きて、神経系がいくつかの「合図」を察知した。その合図が防衛反応を引き起こして、博士に「ここから出たい」と感じさせたのです。

「まさか」という予期せぬ反応が起こり、驚いた経験はないでしょうか。

たとえば、大勢の前でスピーチするときに、スーッと気が遠くなった。

急に声が出なくなった。

身体が動かなくなった。

ひどい場合は気絶することだってあるでしょう。

これらの反応は、ニューロセプションの「危ない場面だ！」という合図によって引き起こされた〝不動ちゃん〟の反応です。

ニューロセプションが引き起こす反応の形としては、たとえば、

- **身体の反応**……動悸《どうき》が始まる。心拍数が速まる。額に汗をかく。お腹が痛くなる、など。
- **感情の反応**……なんとなくイヤな感じがする。猛烈に怒りがこみ上げる。無気力になる、など。

反応の出方は人によってさまざまで、また、状況によっても変わってきます。

● 予期せぬ自分の反応に落ち込まなくても大丈夫

私のクリニックに訪れる患者さんのなかに、通勤電車の乗り換え時に大きなストレスを感じている方がいました。

都心のターミナル駅の人ごみは歩きづらいものです。自分はまっすぐ歩いていても、斜めから人が飛び出してきたり、前を歩く人が急に立ち止まったり、向かいから走ってくる人とぶつかりそうになったりします。

その方は毎日、「イヤだ」「怖い」と感じながら通勤していました。朝晩の通勤時に

10分ずつピリピリするストレスから、しだいに耳鳴りが起こり、心身の不調も感じるようになりました。

朝から緊張でピリピリしていると、〝可動ちゃん〟優位の状態で仕事を始め、その状態のまま日中を過ごすことになります。すると、ちょっとしたことで心がゆれ動いてイライラしやすく、疲れがちになります。「なんで自分はいつもこうなんだろう」と自己嫌悪に陥ったりもします。

もうおわかりだと思いますが、この「イヤだ」「怖い」という感覚こそがニューロセプションの合図です。不快感を抱きやすいことを、自分の性格のせい、ととらえがちですが、じつは神経系の反応から起きたこと。むしろ「自分のニューロセプションが働き、自律神経がうまく適応してくれている！」と喜んでよいのです。

この方の場合は、通勤経路を人ごみの少ない路線に変え、日々のセルフケアをつづけたことで、耳鳴りや心身の不調を感じなくなり、社会生活も好転しました。

不安や緊張のもとを取り除く工夫はもちろん必要ですが、何よりの対策は、ニューロセプションの存在を知ることかもしれません。

SCENE 3

3 「苦手な声」は「近寄らないほうがいい」の合図

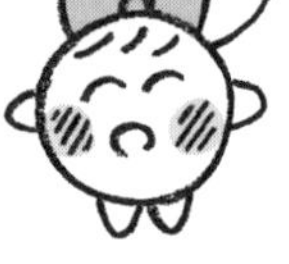

●過去のイヤな経験がデータベース検索される

電話の声を聴いただけで、相手の調子がわかることがあります。

ポリヴェーガル理論では、「安心・安全か」の判断に、とくに重要な役目を果たすのが「聴覚」であり、トーンや雰囲気を含む「声の韻律《いんりつ》」がニューロセプションに大きくかかわると考えます。

伝統的な子守唄は、「高周波」の歌声が多いそうです。高周波数の声とは、つまり女性の声ですから、子守唄のイメージとも重なりますね。

赤ちゃんや小さな子どもが、大人の男性を怖がることがありますが、あれは男性の「低周波」の声にニューロセプションが作動しているのだと考えられます。

大人であっても、苦手な声がある方もいます。「男性が喉の奥を鳴らすような低い声が苦手」「耳をつんざくような、女性の高い声が苦手」とか、「性別によらずとにかく大声で話されると、おびえてしまう」という人もいるでしょう。

このような声や話し方にかかわる好き嫌いは、ひとつには「本能的な反応」が考えられます。動物にとって、捕食動物の低いうなり声や、天敵の遠吠《ぼ》えを「危険信号」としてキャッチすることは、身を守る意味でとても重要です。

原始から、低周波の地響きや物音、エネルギーの強い音に対して敏感であるよう、本能として身体に備わっているのです。

もうひとつ考えられるのは、「経験のなかで獲得された反応」です。子どもの頃の怖かった体験を思い出させる音や、苦手だった人の声の周波数の一部と一致する人が現れると、脳が「危険」を察知します。

人と人が初対面で接する場合、相手が危険でないかを判断しながら、ちょっとずつ物理的な距離を縮めていきます。近づくにつれ相手の顔が見えてきますが、かなり接近しないと表情は読み取れませんね。

表情筋の動きで相手の情報が得られると、双方に（あるいはどちらかに）、安心感から笑顔が生まれます。さらに距離が縮まったら、挨拶や握手などの触れ合いで交流し、お互いが危険な存在でないことを確認できます。

このとき、声や話し方の聴覚情報が無意識下で処理されます。

それと同時に、「前にこういう雰囲気の話し方をする人に、とんでもない目に遭わされた」といった、これまでの経験の蓄積によるデータベース検索も、瞬時におこなっているのだと思われます。

もちろん、「この顔つきにはイヤな記憶がある」「こういう香水をつけた人にひどい目に遭わされた」といった聴覚以外の五感にかかわるデータ検索も、並行しておこなわれているでしょう。

●「第六感」も含むニューロセプション

そうした作業は意識化されないため、「なんとなくイヤな感じ」を抱えて心がモヤモヤ、ザワザワしながらも、私たちは何かしらの行動をとります。

後で「なぜそうしなかったの？」「どうしてそっちを選んだの？」と尋ねられても自分でもよくわからない。「勘《かん》としか言いようがないけれど」という感じです。

ニューロセプションの働きには、五感に加え「第六感」（いわゆる「勘」）もかかわっていると考えられます。

第六感をつくり上げるベースは、五感を通じて体験してきた、過去のさまざまなできごと。「こういう状況ではこれまでこうしてきた」という記憶がもとになります。

そうした言語化できない感覚や、現代の科学では論理的に説明できない超心理学的な感覚も、ニューロセプションには含まれます。

視覚と聴覚では、視覚のほうが自分の意思で刺激を回避しやすいです。目を閉じる、顔をそむける、手で隠すなどして視覚を使わないことができます。

一方、聴覚は自分の意思とは無関係に、外から入り込みます。ですから、聴覚刺激で人はあっというまに不安や緊張状態に陥るわけですが、逆にいえば、「その声（音）がする方向に近寄ってはいけない」と身を守っているのです。

ニューロセプションは無意識下でこうした作業をおこない、少なくとも神経系が解釈する「いちばん適応的な行動」をとれる状態に移行するために、働いています。

SCENE 3

4 ビデオ会議や大勢の集まりで疲労感を軽くするコツ

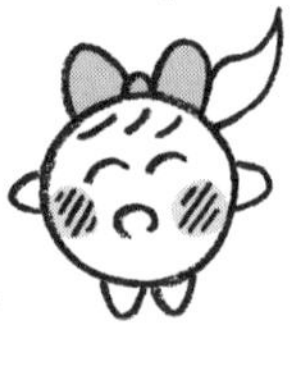

Zoomなどのビデオ会議が妙に疲れるのは、なぜ？

テクノロジーが発達し、現代の日常生活はとても便利になりました。

コロナ禍で導入が増えた「テレワーク」は、その最たるものでしょう。

ただ、「満員電車での通勤や会社の人間関係から解放されて心身の調子が良くなった」という声の一方で、「Ｚｏｏｍなどのビデオ会議が増え、逆に疲労感がたまる」という声もよく聞きました。

ニューロセプションが安心・安全を判断するには、聴覚と同じくらい、視覚からの情報も重要です。

しかし、画面を通したやりとりは、リアルで対面した状態に比べて情報量が格段に減ります。「その場にいる」という感覚になりづらいため、ニューロセプションが発揮できず、最適な状態をつかめないことが多く、自律神経が乱れてしまうのです。

また、画面を長時間にわたり見つめると、目のレンズはずっと同じところに焦点を合わせるため、レンズを調整する「毛様体筋《もうようたいきん》」が固まってしまいます。

リアルに対面で話していると、相手の顔とずっと向き合っているように感じますが、実際には相手の顔以外のいろいろなものを見ています。相手の背後の壁の絵、窓の外、資料、自分の手元など。

近いものから遠いものまで視線を送っていて、そのたびに焦点距離が変わるため、毛様体筋は固まらずに柔軟でいられます。

また、パソコンのディスプレーのブルーライトが目に与える刺激も、疲れる原因のひとつです。

ビデオ会議中、なんとかして情報を得よう、自分の意思を明確に伝えよう、と真剣に画面と向き合えば向き合うほど、〝可動ちゃん〟が空回りします。自宅にいてもリラックスとはほど遠い状態になるのは、そんな理由があったのです。

●今こそ五感の再起動を

ビデオ会議で疲れが増すのも、ある意味ではソーシャル・ストレスの産物です。オンライン活用はビジネスシーンだけでなく、大学をはじめとする教育機関での授業や就職活動など、しばらくはさまざまな分野でつづくことでしょう。

ソーシャル・ストレスに満ちた世の中を健やかに生きていくため、今こそ必要なのが「五感の再起動」です。

ヨーロッパの個人主義とは対照的に、日本には集団での「調和」を重んじる文化があります。相手と波長を合わせることが良しとされてきたぶん、〝交流ちゃん〟がより発達したと考えられます。

昨今、外国人から注目を浴びる渋谷の「スクランブル交差点」は、その一例でしょう。大勢が多方向へ同時に進んでもきれいにクロスし、ぶつからずに交差点を渡れる現象を、海外では「ミラクル」とよんでいることからも、それがわかります。

最近は、イヤホンをしてスマホの画面を見ながら歩く人が増えています。人ごみで人を避けながら歩くのが苦手な人は、視覚と聴覚を解放してみると、神経系にとって安心・安全な状況が得やすくなるかもしれません。

ニューロセプションを機能させるために日常で大切なこととして、ポージェス博士は、「歌を歌うこと」をすすめています。

これまでお話ししたように、ニューロセプションと聴覚は、密接に関係しています。

聴覚を鋭敏に保つには、中耳《ちゅうじ》の「アブミ骨筋」という小さな筋肉の柔軟性を高めておくことが重要なのだそうです（具体的なストレスケアは章末で紹介）。

つまり、五感を再起動させるきっかけとして、聴覚を使えばいいわけです。

コロナ禍は、人との接触が断たれたうえにオンラインの導入が増え、まさに五感の「絶食期」でした。日常で不安や緊張を感じる場面が増えたとしても、それは個人のせいというよりも環境変化によるものです。

今、私たちが打ち勝つべきはウイルスよりもソーシャル・ストレスなのだ、ととらえて、五感を再起動させる工夫をしていきましょう。

SCENE 3

5 「〇〇かもしれない」という想像が、現実を引き寄せる

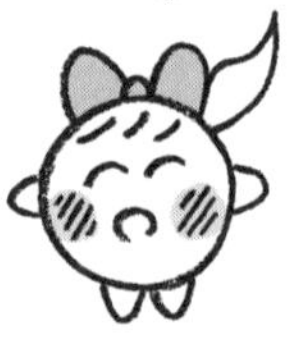

思い込みで身体反応が変化する

日常生活では、さまざまなことが不安や緊張のきっかけになります。

未来を想像して、不安感にさいなまれることもあるでしょう。たとえば、大勢の飲み会に誘われただけで、「うまく会話できるだろうか」と憂鬱になる。仕事で「失敗するかも」と想像して、強い不安感を覚えたり、身体がこわばったりする。

こうしたことが起こるのは、「イヤな思いをした」という過去の経験が条件づけされ、**「強い思い込み」**となっているからです。強い思い込みが暗示効果のようになり、心身が反応しているのです。

九州大学心療内科の故・池《いけ》見《み》酉《ゆう》次《じ》郎《ろう》先生が、著書『心療内科』（中公新書）のなかで、「暗示による身体反応」についてのたいへん興味深い実験を紹介されています。

漆《うるし》にかぶれる体質の被験者に、目隠しをした状態で、漆ではない栗の葉を「漆の葉だ」と言って片方の手に触れさせます。もう片方の手には、漆の葉を「栗の葉だ」と言って触れさせます。

すると、「漆の葉だ」と言って触れさせたほうの手がかぶれ、「栗の葉だ」と言って触れさせたほうの手は、何ともなりませんでした。

心理学では、薬の**「プラシーボ効果」**（肯定的思考や期待が、実際に身体にとって好ましい反応を引き起こす）が有名ですが、この実験からも、暗示で人の身体が変化することは明らかです。

昔から「病は気から」といわれます。医学的にも脳と身体は、自律神経系／内分泌系／免疫系のネットワークでつながっているので、考え方や思い込みや暗示により、身体の状態も変化するのです。

プラシーボ効果に対して**「ノーシーボ効果」**もあります。否定的信念や不安・恐怖が引き起こす、身体にとって有害な反応のことです。薬の副作用を意識しすぎて、実際に副作用が起こりやすくなる現象としてよく知られます。人は、思い込みにより、健康にもなれば病気にもなってしまうのです。

1992年、アメリカの医学雑誌で、クリフトン・メドア博士が興味深い症例を報告しています。

「余命数か月」と宣告され、食道がん末期で肝臓にも多くの転移が広がっているとされた患者。告知後みるみる気力と体力を失い、亡くなってしまいました。

しかし、死後に行われた剖検《ぼうけん》（病理解剖）では、肝臓には約2㎝の転移がんが1か所認められただけで、じつは余命数か月という末期状態ではなく、死因もがんによるものではなかった、と判明したのです。

●その不安感、小さなリスクを大きくとらえているだけかも

私たちはときどき、安全な環境なのに危険だと思い込んだり、危険な環境なのに安全だと思い込んだりすることがあります。とくに、「うつ」や心の病を抱えた方々によく見られる傾向で、状況や環境に対するリスク評価が不確かなのです。

それにも、強い思い込みがかかわっています。

認知心理学や社会心理学では、以下のような用語があります。

- **認知バイアス**……人間が犯しやすい「ゆがめられた思考や判断」のこと。
- **ゼロリスク・バイアス**……少しリスクがあるだけでも、大きなリスクがあるのと同程度に不安を感じること。
- **過剰一般化バイアス（少数の法則）**……「一部の結果」を「全体の結果」にしてしまい、確率を無視してしまうこと。一度コミュニケーションがうまくいかなかったら、「次も絶対に失敗する」と思い込んでしまう。

ゼロリスク・バイアスや過剰一般化バイアスが強くかかった状態だと、あるがままの現実を受けとめられず、ゆがんだ現実を信じてしまいます。

すると当然のことながら、ニューロセプションの合図をうまくキャッチできない可能性があります。

メカニズムはまだまだ未知の部分が多いのですが、強い思い込みとニューロセプションの誤作動を含む働きの低下に、何らかの関係があることは間違いないでしょう。

自分の価値観やフィルターをいったんはずし、今を客観視することで、不安は小さくなります。その具体的なトレーニングになるのが、やはりマインドフルネスです。

SCENE 3

6 五感を使いながら第六感を鍛えるストレスケア

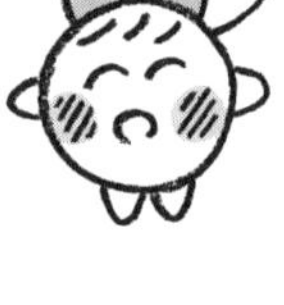

● 五感のデータストックを増やす

ニューロセプションを支えているのは、五感をともなう体験です。

これまで見てきたもの、聴いたもの、触れたもの、香りをかいだもの、味わったもの、それらの感覚すべてがデータとして、私たちには蓄積されています。

こうした五感データを使いながら、第六感も含めて、そのときどきの状況に適応したニューロセプションが働くのです。

この章のストレスケアは、「日常のなかでどれだけ五感を刺激できるか」に尽きるのですが、最初にホリスティックケアの視点から、五感についてお話ししておきます。

「過去の経験」というデータストックがあっても、自分自身が五感とつながることができないと、ニューロセプションは作動しにくいでしょう。

また、五感に新しいデータを入力したくても、自分自身が自然やこの世界そのものとつながれないと、難しいでしょう。

日常を送りながら五感を使っていくために必要なのが、「グラウンディング」と「センタリング」という、心と身体の状態です。

- **グラウンディング**……地に足をつけること。過去でも未来でもなく「今ここ」に意識を向ける。エネルギーが高まり、自分に必要なものが引き寄せられる。
- **センタリング**……自分の中心軸をもつこと。迷いがなくなり、周囲に振り回されなくなる。自分に不要なものが明らかになる。

常に意識をグラウンディング&センタリングすることで、五感のデータストックを増やしたり使ったりすることがスムースになります。

具体的なやり方は専門家に譲り、割愛しますが、地に足をしっかりつけ、1本の木のようにすっと空に向かって伸び、自分の中心を意識します。
身体を使って意識するのがベストですが、イメージするだけでもけっこうです。
ここまでが、五感のデータストックを増やしていく基本です。
それでは、具体的な方法を紹介していきましょう。

脳のプログラミングを変える

私たちは毎日大量の情報を取り込んでいます。
その情報は、「物質的情報」と「精神的情報」に分けられます。

- **物質的情報**……食物、日光、空気など。
- **精神的情報**……五感（聴覚・視覚・触覚・味覚・嗅覚）や身体感覚など。

人間の脳をコンピュータだと考えるなら、不安や緊張を呼び起こす情報ばかり取り入れていたら、毎日が憂鬱でビクビクしたものになってしまい、人間関係にもひずみが生じやすくなります。

不快な情報入力をくりかえしていると、脳はそれを学習し、思考や行動が固定化されます。そうなるとニューロセプションは働きづらくなります。

逆に、心が落ち着き心地よい感覚を得られる情報を積極的に取り入れていたら、自律神経が整い、周囲との良いつながりが得やすくなります。

そこで大切なのが、物質的情報と精神的情報をバランスよく取り入れ、脳のプログラミングを意識的に書き換えることです。たとえば……

脳のプログラミングを書き換える方法

- **通勤路を変えてみる**（駅や会社までの道を変える、ひとつ前の駅で降りて帰宅）
- **夜、散歩してみる**（草花の香り、虫の音など昼間との違いが。肝試し感もあり）
- **模様替えをしてみる**（視覚情報がガラッと変化。窓からの景色が変わることも）
- **旅行する**（近所の行ったことがない場所でも。遠出でなく小旅行でも）
- **仕事中に遠くをながめる**（目の筋肉がゆるむ）
- **Zoomの背景を自然の画像にする**（リラックス感アップ）

新しい体験、意外な経験。自然に触れる。四季を愛《め》でる。
そういったことが、脳の新しいネットワークをつくってくれます。

オリジナルのパワースポットをたくさんもつ

日常のなかで手軽にリフレッシュでき、エネルギーチャージできる自分用の「パワースポット」を見つけましょう。

職場の近くや通勤途中の駅、テレワークの方は自宅内や近所などで、ほっとできるお気に入りの場所を探してあらかじめ決めておき、午前中のストレスをリセット、帰宅前に再リセット、といったように活用します。

自分用パワースポット探し（候補）

- カフェ、レストラン
- 駅のベンチ
- コンビニなど店舗の店員さん
- 池、川、海、橋、ボート
- 職場や自宅の近所の公園
- 職場の好きな場所（窓辺、屋上）
- 街路樹の好きな木
- （テレワークの方は）自宅内で落ち着ける場所

などなど……。

● 耳の柔軟性を高めて聴覚を磨く

ポリヴェーガル理論では、ニューロセプションと密接に関係した聴覚の働きを強調します。先述したように、聴覚を磨くには、中耳の「アブミ骨筋」の柔軟性を高めることが重要です。

抑揚のあるメロディを聴く

効果的なのが、抑揚のあるメロディを聴くこと。抑揚のある韻律が刺激となり、アブミ骨筋をゆるめたり緊張させたりします。それによって、より柔軟に、周囲の状況の変化に適応できるようになるのです。

好きな音楽なら何でもよいのですが、インストゥルメンタルよりも人の歌声が入ったものがおすすめといわれます。

歌を歌う

歌唱という行為は自分の声を聴くため、耳のアブミ骨筋がゆるみますし、声を出すために息を吸い、吐きます。呼吸が浅いと息が吸えず声が出ませんから、おのずと腹式呼吸のトレーニングにもなります。

- **鼻歌**
- **CDに合わせて歌う**
- **車のなかで大音量で歌う**
- **気分転換のカラオケ**

などなど……。楽しみながら日常の習慣にしてみてください。

呼吸で自律神経を整える

最後に、不安や緊張を感じたときに自律神経を整える呼吸法を紹介します。

呼吸の基本である「腹式呼吸」のやり方を覚えておきましょう。

呼吸法（腹式呼吸）

①ゆっくりと鼻から息を吸いながら、お腹をふくらませます。

②ゆっくりと口（または鼻）から息を吐きながら、お腹をへこませます。

息を吸うときに交感神経（緊張モード）が優位となり、吐くときに副交感神経（リラックスモード）が働いて心拍数も下がります。

家など落ち着く場所で、ひと呼吸につき約10秒（1分間に6回）を目安に、10〜20分間おこないます。電車内や歩きながらでもけっこうです。

呼吸を観察するマインドフルネスもあわせて実践できます。

Column ニューロセプションを「大事な選択」に生かす

職場探しから、結婚相手や恋人、移住先探しまで、人と人とをつなげるツールとして、マッチングアプリやサイトが人気だと聞きます。

たとえば恋人探しのマッチングアプリの場合、年収、学歴、身長などのほかに、「都内勤務」「平日が休み」といった希望条件も入力できるようです。

ただ、そうした情報は思考と論理をつかさどる「左脳」で考えたこと。条件に一致する相手がいても、実際に会うと「なにか違う……」ということが起こりえます。

これも、ニューロセプションが働いているから。条件だけで絞ろうとしても、実際に会わないことにはニューロセプションは働かないのです。

恋人探しの場合なら、候補者にできるだけたくさん会って、好印象の人から条件を絞っていくほうが五感は働きやすくなります。出会いを確実にできる確率が高まるといえるでしょう。就活でも同じことがいえます。条件は合うのに、面接担当者の雰囲気や会社の匂いがイヤだと感じることもありえます。

人生の大きな選択や決断をしたいときこそニューロセプションが働くよう、日頃のストレスケアで第六感を鍛えることが、良い出会いにつながります。

SCENE

4

恐怖・圧力から「大切な自分を守る」スキル

SCENE 4

1 人間関係で起こる「フリーズ」、じつは大切な防衛手段

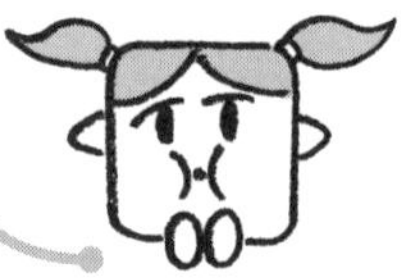

人間も動物も「死んだふり」で身を守る

ここまで〝交流ちゃん〟と〝可動ちゃん〟それぞれの役割とニューロセプションの関係などについてお話ししてきました。

この章では、「不動化」の自律神経〝不動ちゃん〟を軸に、ポリヴェーガル理論をより深めていきます。

〝不動ちゃん〟は、車でいえば「急ブレーキ」の役割を担う自律神経です。

日常生活での急ブレーキとは、たとえば、上司に恫喝《どうかつ》されて頭が真っ白になった。暴力をふるわれて金縛りのようになった。あまりにもショックなできごとが起こり、その瞬間の記憶が飛んでしまった、など。

電車で痴漢に遭った被害者は、固まって動けなくなるといいます。痴漢案件の裁判で加害者側の弁護士は、「イヤだったら移動すればよかったのに」と反論しますが、被害者は「逃げたい」「逃げなきゃ」と頭ではわかっていても身体が動かないのです。

このような恐怖や圧力を感じる体験があり、瞬間的に〝不動ちゃん〟が優位になる状態を、ポリヴェーガル理論では**「凍りつき」**と呼びます。フリーズ状態になることで身を守っているととらえます。

「たぬき寝入り」という言葉をご存じでしょう。「都合の悪い話になると寝たふりを決め込む」という意味のことわざです。

実際、野生のたぬきは、人間やほかの動物に追い詰められたり鉄砲の音を聞いたりすると、本当にその場に倒れて動かなくなることがあるそうです。敵を油断させ、隙をうかがって逃げるための**「死んだふり」**（擬死《ぎし》）です。

こうした反応をする哺乳《ほにゅう》動物が、ほかにもたくさんいます。

なかでも極端な「死んだふり」で知られるのが、有袋《ゆうたい》類のオポッサムです。

一般的な哺乳動物は、外敵に遭遇すると、まず「闘うか逃げるか」を試みますが、オポッサムは違います。敵の面前でいきなり身体を丸めて、固まったように横に倒れ、半びらきの口から舌を出し、腐敗臭（死臭）を漂わせます。

死体は腐っていて、食べてしまうと感染性胃腸炎になります。そのため、天敵となる捕食動物は、オポッサムを食べずに立ち去っていきます。

オポッサム以外の動物も、抵抗せず一瞬グッタリと死んだように脱力状態になることで捕食動物の油断を誘い、その隙を突いて一目散に逃げ去るのです。

哺乳動物の不動化（凍りつきや死んだふり）は、命をつなぐためのラストチャンスを狙った「防衛反応」といえます。

●「固まる」のは臆病で恥ずかしいことではない

心療内科医として多くの患者さんと接していると、患者さんが抱えた心身の不調の大本の原因が、いじめやさまざまな形のハラスメント、DV（ドメスティックバイオレンス）、虐待体験などの人間関係にあることは少なくありません。近年、とくに増えているとも感じます。

相手の理不尽な態度に対し、闘争・逃走反応の〝可動ちゃん〟が前面に出るのは、加害者との力関係が同等、または優位であるケースでしょう。

一方、相手との力関係に圧倒的な差がある場合は、自分の生命を守るため、無意識レベルで〝不動ちゃん〟が優位になります。結果、身体が固まって、まったく抵抗できない状態になってしまいます。

この状態は、自律神経による「防御反応」であり、本人に非はまったくありません。にもかかわらず、「闘うか逃げるかの反応を能動的にできるのは勇敢だけど、受動的なフリーズは臆病で、ダメで、恥ずかしいことだ」と誤解されがちです。本人がそう思い込んで、また周囲もそう見なすことでさらに傷つきます。

しかし、闘うか逃げるかの判断も、フリーズも、すべてストレス状況下で身を守るための反応であり、生物としての**「生存戦略」**です。

不動化という生存戦略があるからこそ私たちは生きられることを、どうか知っておいてください。

SCENE 4

2 〝不動ちゃん&交流ちゃん〟は、ペアで生存戦略を練る

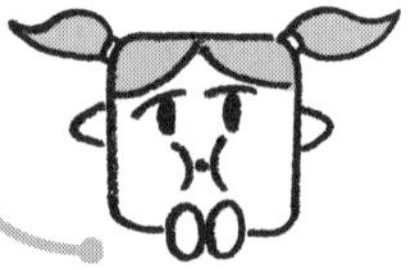

●進化の過程で最初に発達した〝不動ちゃん〟

ポリヴェーガル理論では、3つの自律神経が〝不動ちゃん〟→〝可動ちゃん〟→〝交流ちゃん〟の順で進化・発達したと、これまでにも何度か述べてきました。

前項で紹介した「死んだふり」の例からもわかるように、系統発生学的にいちばん古い〝不動ちゃん〟による不動化は、哺乳類の生存戦略の「最終手段」です。

ところが、昆虫や爬《は》虫《ちゅう》類の場合、死んだふりは「メイン手段」になります。

たとえば、バッタやテントウムシなどを捕まえたとき、固まって動かなくなってしまい、「死んじゃったのか？」と手をゆるめた瞬間に逃げられた、という経験があるでしょう。

昆虫のおもな捕食者であるカエルやトカゲ、クモなどは、動くものしか攻撃しません。ですから、昆虫にとっては「不動化」が最善の防御手段です。

トカゲなどの爬虫類も、身に危険を感じるとじっとして動かなくなり、背景に溶け込みます。

爬虫類は、酸素消費量が哺乳動物に比べて非常に少ないため、無呼吸状態でも代謝を落とした「仮死状態」のまま、数時間は生命を維持できます。極端にエネルギー消費を抑えた状態にすることで、捕食される危険から身を守ってきたのです。

系統発生学的に見ると、昆虫や爬虫類には、副交感神経は〝不動ちゃん〟ひとつしかありませんが、ヒトなど哺乳類には〝交流ちゃん〟を足したふたつがあります。〝交流ちゃん〟というマイルドブレーキと〝不動ちゃん〟という急ブレーキで、大切なブレーキの働きを分担しています。

ですから私たちは過剰なストレスを感じたときにもすぐ不動化することはなく、まずは〝交流ちゃん〟が対処して社会生活を営んでいけるのです。

●副交感神経の働きを分け合うふたつの神経

副交感神経は「左右12対ある脳神経のうち4対の神経（動眼《どうがん》神経、顔面神経、舌咽《ぜついん》神経、迷走神経）と骨盤神経からなる自律神経システム」の総称であり、通常はその大部分を占める**「迷走神経」**という名称で代表されます。

脳から内臓器官に向かう「運動に関係する神経」と、内臓器官から脳幹（呼吸や心拍など、生命活動の基本となる部分）に入ってくる「感覚に関係する神経」の束が詰まった導管のようなもので、神経の複合体です。

さらに詳しく説明すると〝交流ちゃん〟は、哺乳類に特有の、神経伝達スピードが速い「腹側迷走神経複合体」が大きな役割を果たしています。

それに対し〝不動ちゃん〟は、神経伝達スピードが遅い「背側迷走神経複合体」によって反応が起こります。

ちなみに、腹側迷走神経と背側迷走神経は、それぞれ身体のお腹側と背中側に走っている、という意味ではありません。脳の延髄《えんずい》にある神経の出発点が「腹側」か「背側」か、という区別です。いったん出発した後は、まさに全身を「迷走」するかのように走っていきます。身体じゅうにこの迷走神経が張りめぐらされているイメージです。

自律神経系のざっくり分類

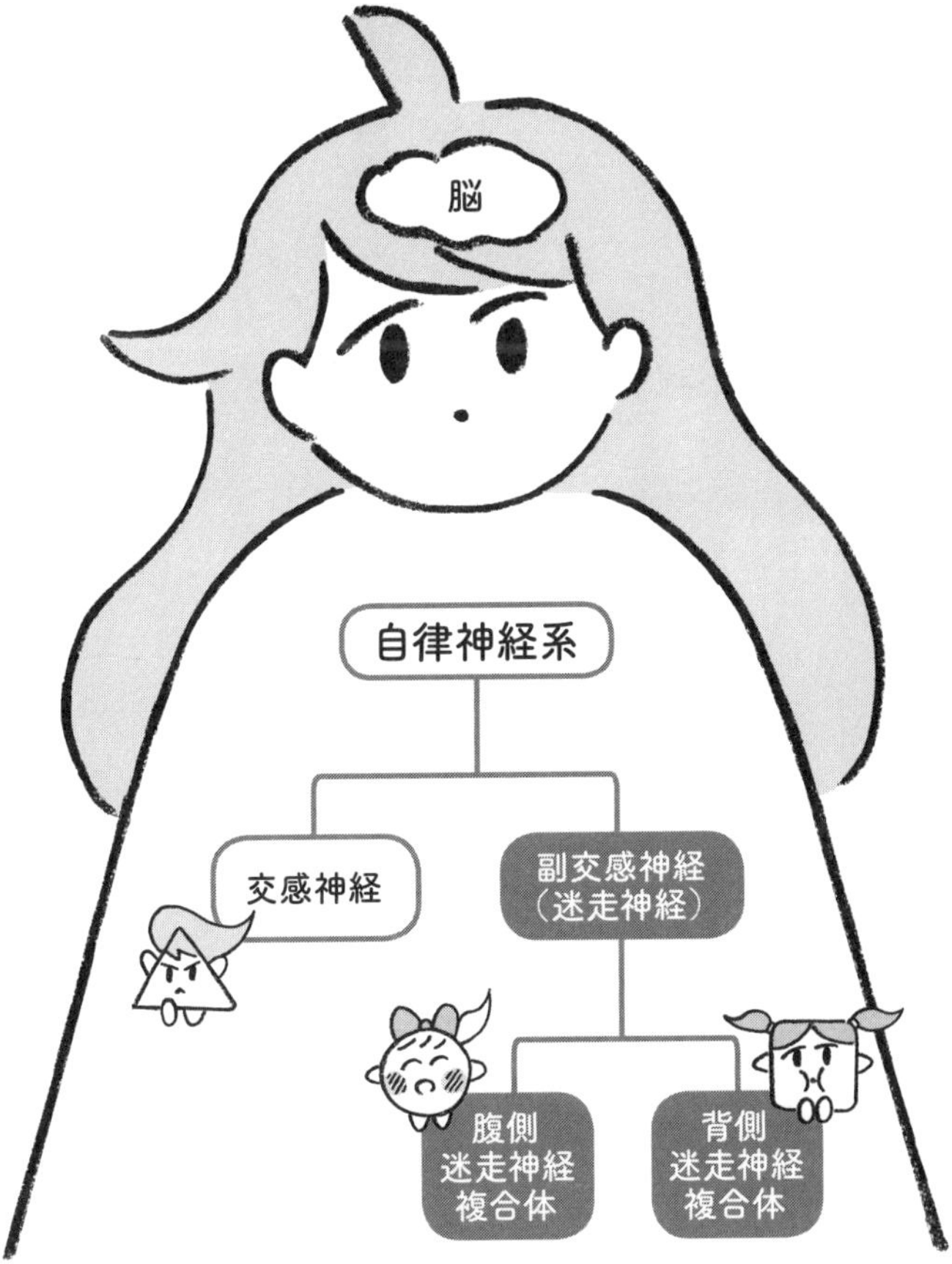

この自律神経系が全身に張りめぐらされている

社会生活がうまく回っているうちは、従来どおり、ふたつの自律神経（交感神経と副交感神経）が振り子のように切り替わる、という考え方で説明できました。

しかし、それだけでは理解できないことが人間には起こるのだと、長く指摘されてきたのです。たとえば、緊張する場面で人が失神してしまうことがあります。いわゆる「ショック状態」で、このとき、「徐脈《じょみゃく》」（心拍数が極端に少なくなる）と血圧低下が起こっています。

副交感神経は本来、呼吸や心拍を落ち着かせる働きをしますが、状況によっては心拍数を極端に下げ、心身に急ブレーキをかけてしまいます。

どうしてそのような矛盾が起こるのか、長いあいだ、解明されていませんでした。ずっと謎だったのです。そんな折、ポージェス博士は、心拍に問題のあるハイリスクの新生児や自閉症児の迷走神経について研究を進めていました。

その研究のなかで、「徐脈」や「無呼吸」といった生存にとってリスクをともなう反応に副交感神経（本書でいう〝不動ちゃん〟）がかかわることを発見しました。

つまり、バッタやトカゲのように、系統発生学的にいちばん古い神経系が反応し、「不動化」することがあるというのです。

SCENE 4

3 身体からのアプローチで〝不動ちゃん〟をゆるめる

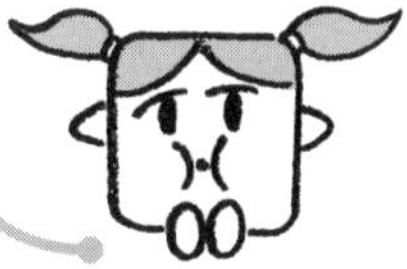

トラウマの記憶は心だけでなく身体にもある

私がポリヴェーガル理論を知ったのは1999年のことです。

当時、アメリカのサンフランシスコ州立大学健康教育学部教授として教鞭をとられていたエリック・ペパー博士のもとで、私は応用精神生理学とバイオフィードバック（身体の生理反応を測定し、セルフコントロールする方法）について研究していました。

現在私のクリニックでは、薬にたよらず心と身体の不調を改善していく方法を実践していますが、この方法は留学当時、ペパー博士のもとでホリスティック医学や補完代替医療（近代西洋医学以外の、東洋医学や代替医療など）について勉強していた際に学んだものです。

また、帰国後しばらくしてから、ペパー博士を日本にお招きしてバイオフィードバックのセミナーを開催するようになったのですが、そのセミナーのなかで、ペパー博士がくりかえし熱心に語られたのが、先生のご友人であるポージェス博士のポリヴェーガル理論でした。

私がポリヴェーガル理論にはじめて触れた頃、ホリスティック医療のメッカであるサンフランシスコでは、さまざまなホリスティックアプローチによる**「トラウマ治療」**がおこなわれ、その精神生理学的論拠としてセラピストから注目されはじめていました。

日本ではどうかというと、神経生理学者などの医学領域でも、ポリヴェーガル理論はまったく知られていませんでした。

その後も医学領域では、現在に至るまで認知度は非常に低いままです。むしろ、ボディーワーカーなど代替医療専門家を中心に、２０１１年頃から日本でも少しずつポリヴェーガル理論が知られるようになりました。

これまで、トラウマは「心の問題」とされてきました。つらく苦しい経験をしたことでできたトラウマの記憶は「心の傷」だと考えられてきました。

ところが近年、「身体」もトラウマを記憶しているのではないか、という説が主流になりはじめました。

ポリヴェーガル理論的にいえば、トラウマは心の問題ではなく、「トラウマ状況に反応した身体の生理反応」が固定した状態です。

たとえば、怖い思いをした場所に行くたびに、当時の記憶がよみがえって動悸《どうき》や息苦しさ、冷汗といった身体反応と同時に動けなくなったり、声が出なくなったりすることがあります。

こうした身体反応は、怖い思いをしたその瞬間に〝不動ちゃん〟が優位になったのがきっかけ。身を守るための反応が身体に記憶されていて、当時と同じ状況になるたびに、何度も同じ身体反応がくりかえされるのです。

トラウマが身体にも記憶されるのなら、自律神経を介して身体にアプローチすることで、心の苦しさにもアプローチできます。

ということは、マッサージやアロマセラピー、ヨーガや軽い運動なども、改善への一歩となるわけです。

●「いつもお腹の調子が悪い」に潜んでいるかもしれないこと

「お腹の調子が悪い」といった症状で、ショック体験の反応がつづいていることがあります。

ただ、本人に自覚はなく、体質のせいだと思っているケースがほとんどです。

胃腸の消化吸収などの活動は、先ほど紹介した腹側迷走神経（〝交流ちゃん〟）と背側迷走神経（〝不動ちゃん〟）がペアで協働してコントロールします。

ところが、「安心・安全だ」と感じられない状態が長くつづいて〝交流ちゃん〟が弱くなると、〝不動ちゃん〟が単独で胃腸関係を担当しなければなりません。

生理学的な詳細は割愛しますが、〝交流ちゃん〟の機能が十分でなく〝不動ちゃん〟が優位になると、下痢や腹痛が常態化し、ストレスでお腹をこわしやすくなります。

動物は、過度なストレスを与えると脱糞《だっぷん》します。〝不動ちゃん〟が暴走してコントロール不能になり、便を一気に出し切ってしまうからです。

胃腸の不調の原因は、食事内容や腸内細菌の状態など多様ですが、胃腸はもともと自律神経の影響を受けやすい臓器です。

「過敏性腸症候群」もストレスや幼小児期のトラウマに起因するといわれます。いったん下痢や腹痛症状が起こるとまたいつ始まるか怖くて不安になります。

ただ、その不安が条件づけされたとしても、自律神経に「安心・安全だよ」と伝えて本来のバランスのとれた働きを取り戻すことで、改善が期待できます。

SCENE 4

4 ハラスメントが原因で起こった「現状」に気づく大切さ

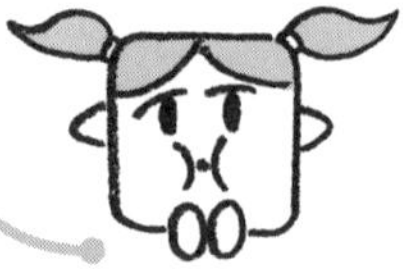

パワハラ、モラハラとニューロセプション

私のクリニックを訪れる患者さんのなかには、前に別の病院で診察やカウンセリングを受けている方もいらっしゃいます。

そういう方には、何らかの「診断」がついたケースがほとんどです。「職場に適応できない適応障害」「極度のストレスによるパニック障害」という具合に「病気」と診断され、多種類の処方薬を長年飲みつづけているが改善しない、という多くの方がおられます。

よくよく話をうかがうと、発症したきっかけは職場の上司からのパワーハラスメントや夫婦間のモラルハラスメントなど、外的な環境や状況にあるのではないか、と考えられる例が多々あります。

パワハラやモラハラには、直接の暴力や言葉の暴力よりも、言葉以外のコミュニケーションを使って、無意識レベルで相手のニューロセプションを刺激する事例が、よく見られます。たとえば、わざと大きな音でドアを閉める、舌打ちする、無視するなど。こうした方法で相手に絶えず不安感や恐怖を与え、相手を支配しつづけます。また、ちょっとしたことに対しても徹底的に理詰めで抑え込み、1時間でも2時間でも正座させて説教するなどのパターンで相手を追い込みます。

まさに「マインドコントロール」のようなことを、意図的もしくは無意識に、日常生活でさりげなく実践してくるので、受けた側は「自分が悪いんだ」と思い込まされてしまうのです。

上司や配偶者がこのように「言葉以外のコミュニケーション」をするタイプだと、受けた側はトラウマ体験になってしまいます。

パワハラやモラハラによって自律神経の不動化が優位になる状態がつづくと、表情や声の韻律《いんりつ》に乏しくなります。ですから、心療内科医やカウンセラーは、患者さんが診察室に入ってきた瞬間に、その方が置かれている背景の想像がつくこともあります。

ただ、本人は気づいていないことが多いのです。心身がフリーズしたまま環境に適応しようとがんばりつづけ、ギリギリの精神状態であるにもかかわらず、無自覚でいる。「なんだかわからないけれど、毎日が不安」「怖い思いをすると、動けなくなる」と感じてはいるものの、自分は心の病気だと思い込み、自分をダメで情けない人間だと責めたり落ち込んだりしています。

「何もしない」ことで「何もされない」安心感を得ているかも

身近な相手からひどい仕打ちを受けたとき、怒りの感情を相手にぶつけたり、「環境を変えよう！」「ここから離れよう！」と具体的なアクションがとれるのは、ニューロセプションが身の危険を感じて〝可動ちゃん〟が優位に立てるからです。

心身がフリーズしたままだと、怒るエネルギーもわかず、自分からアクションを起こすことなど、とてもじゃないけどできません。

「どんなに努力しても、何も変わらない」という体験をくりかえすと、人はもう何も行動をとらなくなります。自分が「何もしない」ことで、相手から「何もされない」ほうが安心・安全だ、と考えてしまうのです。

専門的には「**学習性無気力**」といい、うつの方によく見られます。

こんな実験があります。犬をオリに閉じ込め、床に電気ショックを流します。犬は、ビリッと刺激がきたとき、はじめは飛び跳ねたりしてオリから逃げようと試行錯誤するのですが、そのうち、あきらめて何もしなくなります。

電気がビリビリ流れてきても甘んじて耐え忍んでいるうちに、次第に何も感じないかのようになってしまうのです。そして、オリの出入り口をあけても逃げようともせず、電気を受けつづけながらじっとしています。

「何もしない」ことで「何もされない」安心感を得る状態は〝不動ちゃん〟の働きによるものです。大切なのは、心身の不調を感じたとき、「自分がフリーズ状態にあるのではないか」と見つめ直すこと。そして、何か原因が思い当たった瞬間にどうするかです。

「自分が受けているのはパワハラやモラハラだったのだ」と気づければ、周囲に助けを求める、客観的な情報に触れる、経験者の声を聞く、といった具体的な行動へ、気持ちを向けられるようになります。

SCENE 4

5 過去の自分を認めてあげて、トラウマから解放

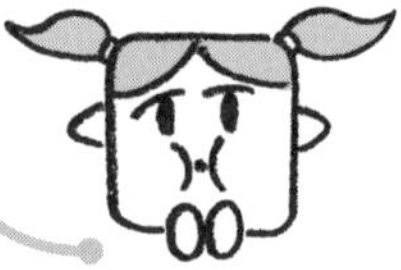

● 不動化状態が長くつづくと……？

ポリヴェーガル理論は、先にお話ししたように、欧米でトラウマ治療として注目されました。

いじめ、児童虐待、性暴力……。さまざまな要因で生じる生きづらさなど、過酷なトラウマ体験を乗り越えてきたトラウマ・サバイバーの治療に役立ってきました。

ですが、じつはまだ解明できていない点も多く、これからの研究による検証が必要とされています。

そのいちばん大きな課題が、ショック体験などによる「不動化」で安心・安全を得て生き延びた後、その状態から抜け出すのが容易ではない、ということ。

つまり、「何もしない」ことで「何もされない」ことを学び、安心感を得ている場

合、そこからなかなか回復できないということです。

ポージェス博士によると、とくに人とコミュニケーションをとるなど社会的な交流をする必要がある場面で、顕著にあらわれるといいます。

ユニット「ポリヴェーガル」にたとえると、〝交流ちゃん〟が前面に出てソロパートを歌うとうまくいきそうな場面でも、常に〝不動ちゃん〟が出しゃばって位置を譲らないわけです。

周りといい感じの距離感を保ち、信頼関係を築いていくうえで、自分への信頼や自信は欠かせません。その信頼や自信を支えるのは〝交流ちゃん〟です。

「あのとき自分は正しかったのだ」

どうすれば〝交流ちゃん〟を呼び出せるのか。

ポージェス博士の著書『ポリヴェーガル理論入門』に、次のような事例が紹介されていました。

60代後半のある女性は、10代の頃、性的暴行を受けました。後に自分の娘さんにこの体験について話したところ、娘さんはこう言ったそうです。

「お母さんは、どうして抵抗しなかったの？　どうして何かしようとしなかったの？」

娘さんの言葉にその女性は困惑し、恥じ入りました。

しかし、『ポリヴェーガル理論』を読んで、自分が抵抗できなかったのは不動化による身体反応だったのだと知り、あのときの行動は自分の身を守るためだった、「自分は正しかったのだ」と得心したといいます――。

この例が示唆するのは、過去の自分を客観視して「自分は正しかったのだ」と得心し、ねぎらうことの重要性です。

子どもの頃に受けたショック体験が心に傷を残し、生きづらさや心身の不調を引き起こすことがあります。

インナーチャイルド（小さな子どもの自分）が何もできずただじっと我慢し、苦難を乗り越えたという体験があった場合、それは「小さい自分にとっての防御反応だったのだ」と腑《ふ》に落ちれば、自分で自分を癒し、前へ進むことができます。

診療の現場で、患者さんが「当時はしんどかった」と口にできれば、それは非常に大きな気づきです。

そのとき、私たち心療内科医に求められるのは、「それは大変だったね」「そんな状況だったら誰でもしんどいよね」「当時は精一杯がんばったね」と、患者さんの言葉をそのまま受けとめること。

そうすることで、「よく乗り越えて今までがんばって生きてきたよね」というメッセージを患者さんに伝え返すことができます。

そこからコミュニケーションを重ね、患者さん自身が「今の自分は当時の自分とは違う」と客観視できるようになれば、過去に受けた傷やトラウマから解放されていきます。

SCENE 4

6 生きづらさを軽くしてくれる「良い思い込み」

●腑に落ちることで心が「今」と統合される

過去に受けた傷やトラウマに苦しみを感じながら生きるのは、心と身体がバラバラで「今ここ」にいない状態です。そのバラバラになってしまった心と身体を統合させ、充実した人生を送るための知恵が、これまでも触れてきたマインドフルネスです。

私が学んできたホリスティック医学も、ガンなどの深刻な疾病やトラウマを抱える方々の心と身体の統合の問題を扱います。

何らかの壮絶な体験があって、それがトラウマになり、ＰＴＳＤ（心的外傷後ストレス障害）を発症した場合、ホリスティックな視点から心を解放するためのさまざまなアプローチがあります。

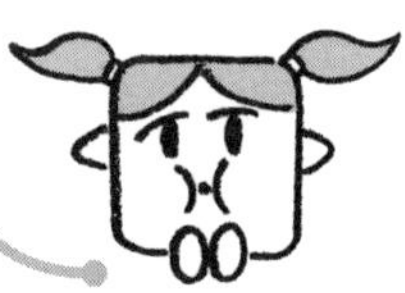

トラウマ治療としての「ヒプノセラピー（催眠療法）」はそのひとつといえるでしょう。ヒプノセラピーとは、睡眠状態に入って「潜在意識」にアプローチすることで、自分の内面と向き合い、問題の解決口を探る科学的な手法です。

「どうして自分だけがこんなにつらいのだろう」

「どうしてこんなにすべてがうまくいかないのだろう」

そうした悩みを抱える人に、「年齢退行」という方法で、これまでの人生をさかのぼってもらうことがあります。当時はどうしようもなく、無意識のなかに閉じ込めてしまった幼少期のトラウマ体験に気づき、そのとき以来ずっと止まったままになっていた心身のストレス反応を終わらせ、ふたたび今の自分自身と統合していきます。

場合によっては、生まれた時点よりさらに過去まで時間を進め、いわゆる「過去生（前世）」まで戻っていくこともあります。

その結果、「現世で感じている生きづらさ」と「過去生のできごと」が一致する、と本人が納得して腑に落ちれば、「今を生きる」つらさが軽減します。トラウマによる不安や恐怖も、手放しやすくなります。

その人の今の苦しみの理由が、本当に過去生にあるのかどうかはわかりません。ただ、本人が腑に落ちることができたら、治療として効果が期待できます。つまり、思い込むことがその人にとってプラスになるなら、それも治療となるのです。

ですから、ホリスティック医学では、西洋医学の領域だけを医療とせず、東洋医学や代替療法もあわせて全体的・統合的なアプローチをします。

そうすることで、患者さんにさまざまな気づきが訪れるのです。

幸せに生きる選択をする

「ねばならない」というネガティブな思い込みは、ストレスのもととなります。しかし、前世や来世のような目には見えないものが存在すると思い込むのは、決してマイナスとはいえないでしょう。むしろ、そうした世界があると考えたほうが、精神的にはより安定することも多いのです。

福島大学で教授を務め、現在は経営心理学者でカウンセラー・音楽療法家の飯田史彦先生は、著書『生きがいの創造』（ＰＨＰ文庫）で次のようなことを書かれています。

「人間は死んだらおしまいで、死後の世界などないんだ」と思い込んでいる人が亡くなったとします。そのような世界があるかどうかは、死んでみないとわかりませんが、実際になかったとしても、死後にその人は何も感じないでしょう。

しかし、生きているあいだは死に対する不安と恐怖にずっとおびえていたわけです。もしも死後の世界が存在したなら、おびえながら生きていたことを、その人は後悔するかもしれません。

逆に、「死後の世界がある」と信じる人は、たとえ病を抱えても、「死後の世界があるのだから、死ぬことを過度に恐れなくても大丈夫」と穏やかに毎日を過ごすことができます。死後の世界がなかった場合でも、死んだ後はすでに「無」ですから悩むことはないですね。また、死後の世界があるとしたら、「ああ、やっぱりあった、よかった」と安心できます。生きている間も死んでからも、何の不安もないのです――。

「今を生きる」とは、今をできるだけストレスなく、幸せに生きるという選択をするということ。がんばりすぎていないか、逃げてはダメと思い込んでいないか、今の自分に気づくためにも、次項で紹介するストレスケアを実践してみてください。

自律神経の不動化を解く鍵は、日常にたくさんあります。

SCENE 4

7 身体からのアプローチで「鎧《よろい》を脱ぐ」

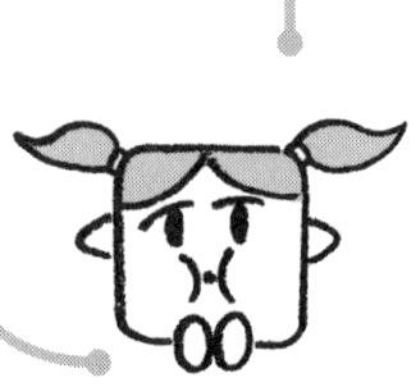

専門家の力を借りながら「解放」を目指す

ハラスメントを受けたり、恐怖に支配されたりして不動化した心と身体は、「鎧をまとっている状態」です。安心・安全でない状態が長くつづくと、実際に筋肉はガチガチに固まり、感覚は麻《ま》痺《ひ》し、感情もよくわからなくなってきます。

鎧は、壊れやすい自分を守るために無意識下でまとった最終手段です。自分を必死に守ってきたものですから、自分と一体化していて、鎧の存在にはなかなか気づけません。

そこで、意識しやすくなるよう、身体からアプローチしていくことが必要になってきます。アプローチ方法には、おもに自分でできることと、セラピストの力を借りることの2種類があります。

自分でおこなう場合、鎧を脱ぐためのリラクセーションの練習を一歩ずつ進めます。そして、少しずつ筋肉をゆるめ、〝不動ちゃん〟よりも〝交流ちゃん〟が前面へ出やすくなる状態へと変えていきます。

本人のペースでやることが大切なのですが、セラピストがかかわると、鎧に気づくタイミングをさらに早めることができます。十分なトレーニングを受けた代替療法専門家によるアロマセラピー、ヒーリング、ボディーワークなどにより、「本来の自分」への気づきがうながされやすくなるでしょう。

ただ、鎧をいきなり脱いでしまうと、これまで抑えていた感情があふれ出し、大泣きする、怒り出すなど、コントロールできない混乱状態に陥ることがあります。

そのときに、適切なコミュニケーションで受けとめ、落ち着かせることができるかどうか、セラピストの技量が重要になります。

セラピストの見極めはまず「相性がいいかどうか」ですが、「自分がその人に依存する状態になっていないか」をチェックしてみるのもポイントです。

優れたセラピストは、最終的には本人が施術を受けに来なくても自分でよくなっていけるよう、向き合っていきます。たとえば、自宅でできる簡単なケア方法をさりげなく教えてくれたりします。本人の「自立できる力」を信じているからです。

専門家のそうしたパワーも借りながら、自分を解放するケアを習慣づけていきましょう。

● スマホを覗く「しょんぼり姿勢」の時間を減らす

萎縮した身体に「安心・安全だよ」と伝えることができる、いちばん手軽な方法は、**「姿勢のチェック」**です。

ニューヨーク市の脊椎《せきつい》専門クリニックの外科医長を務めるケネス・ハンスラージ氏の研究報告によると、うつむいてスマホを見ているとき、首が45度下に傾くと頸椎《けいつい》に22kgの過重負担がかかるといいますから、首こりや肩こりの原因になるのは明らかです。

さらにこの姿勢は、人がしょんぼりしているときと同じポーズですから、脳は「今、気持ちが落ち込んでいる」と勘違いしかねません。つまり、脳に間違ったメッセージを送ってしまうことになるのです。

ハーバード・ビジネス・スクールの心理学者エイミー・カディ氏が、著書『〈パワーポーズ〉が最高の自分を創る』（石垣賀子訳、早川書房）で、姿勢によるホルモンの変化を述べています。

胸を張ったガッツポーズは、自信を高める「テストステロン」というホルモンを分泌しますが、その反対のしょんぼり姿勢は、ストレスホルモンの「コルチゾール」を増やすといいます。

スマホを見る時間を減らし、背筋を伸ばして前を見る時間を増やすだけでも、身体のこわばりをゆるめ、自律神経に良い影響を与えることができます。

●ひとりでできる身体へのアプローチ

身体の緊張をゆるめるには、自分の身体がこり固まっていることをまず自覚します。その後に力が抜ける感覚を味わう「筋《きん》弛《し》緩《かん》法」で、身体に意識が向きやすくなります。

力が抜ける感覚を味わう筋弛緩法

①肩と背中と首の後ろの筋肉に一瞬グッと力を入れ、直後に力を抜き、筋肉がゆるん

でいく感覚を味わいます。

②足の爪先から順に、ひざ、太もも、尻、腹、胸、肩、首、顔の筋肉まで、①と同じようにおこないます。左右の違いにも意識を向けてみます。

快感覚がよみがえるイメージ法

楽しい、心地よいと感じられる動きで身体をリラックスさせます。子どもの頃のウキウキした感覚がよみがえるスキップ、部活などで夢中になったスポーツなど。

歩く、走る、そんなシンプルな動作でも快感覚が得られるならオッケーです。

好きな場所や風景を思い浮かべるだけでも、脳へと快刺激を送ることができます。

●人と一緒に楽しめる身体へのアプローチ

身体を動かしながら人と交わるのも、身体の緊張を解きほぐすセルフケアになります。球技などの集団スポーツでみんなとワイワイ楽しめるとき、〝交流ちゃん〟が優位になっています。

ヨーガ、ピラティス、気功、太極拳などの無料体験やジムのエクササイズクラスで自分に合うクラスを探してみるのもいいでしょう。外へ出かける機会が増えることで、生活習慣を変えていくきっかけになります。

●身体心理療法としてのボディーワーク

身体から働きかけて心を癒された状態に変えていく身体心理療法として、数多くのボディーワークが存在します。

ロルフィング

軟部組織（筋肉、筋膜《きんまく》、靭帯《じんたい》、腱《けん》など）に働きかけて、姿勢と動きを中心に身体全体のバランスを調整するボディーワークです。
「筋膜リリース」の名で近年、注目を集めています。

アレクサンダー・テクニーク

身体がどう動き、どう感じるかの気づきを高めることで、自分を見つめ、自分の身体を知ることを目指す心身技法。舞台人のエクササイズとして知られます。

シンプルな動きをくりかえしながら、脳に多様な情報を送るワーク。

身体の動きの感覚に注意を向け、クセになっている動きから自分自身を解き放つことで、質のよい行動ができるようにしていきます。

「動き出す」ため、周囲にしっかり甘える

ここまで、セラピストの選び方をはじめ、姿勢のチェック法や筋弛緩法など、自分でできるワークから身体心理療法としてのボディーワークまで紹介してきました。

自分に合うものを実践しながら、現状を変えたいと感じたら、動き出すために次のふたつを心に留め置いてください。

ひとつは、情報を自分から取りに行くこと。もし、「自分の苦しみはハラスメントが原因だ」と気づいたなら、専門のＮＰＯ法人の窓口やカウンセラーに相談を。

もうひとつは、ひとりでなんとかしようと思わず、周囲からサポートを受けること。家族、友人など助けてくれる人がいる場合は、しっかり甘えることです。

SCENE

5

孤独・さみしさとの
ハッピーなつきあい方

SCENE 5

1 「良い不動化」で人生が満ち足りていく

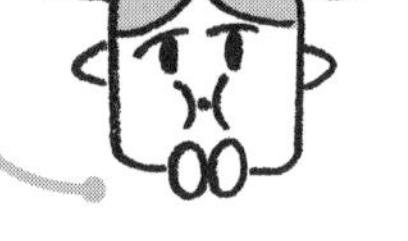

抱きしめ合い、幸せすぎて動けないのも「不動化」

〝交流ちゃん〟〝可動ちゃん〟〝不動ちゃん〟は、それぞれの役割をもちながらも実際には同時に働いていて、その場の状況に適応できるよう行動や感情を調整している、と考えられています。

たとえば、みんなで楽しく遊んだりスポーツをしたりしている状況は、〝交流ちゃん〟が十分に働いたうえでの「可動化」状態。〝交流ちゃん〟〝可動ちゃん〟が同じくらい活躍します。逆に〝交流ちゃん〟が機能していない状況での「可動化」は、対人関係の緊張やケンカが起こりやすくなります。

4章で〝不動ちゃん〟のフリーズ現象についてお話ししましたが、じつは〝交流ちゃん〟が十分に働いたときにも「不動化」は起こります。

ポリヴェーガル理論ではこの状態を**「良い不動化」**ととらえます。〝不動ちゃん〟が担う、もうひとつの大切な役割です。

- 信頼できる人とお互いに寄り添っている。
- 愛する人とギュッと抱きしめ合っている。

「良い不動化」は、そんな幸福感に満ちた「十分に安心・安全な状況」で、じっと動かずにいられる状態を指します。

愛のホルモン「オキシトシン」とポリヴェーガル理論

先述したとおり〝不動ちゃん〟の働きは「背側迷走神経」によって起こります。

背側迷走神経を調整するのが、脳幹の「迷走神経背側運動核」という部分で、ここに**「オキシトシン」**の受容体があります。オキシトシンは、「愛情ホルモン」「幸せホルモン」「癒しホルモン」などとよばれ、近年、注目を集めるホルモンです。

麻布大学の研究チームによる「飼い犬と触れ合うことで、お互いにオキシトシンが分泌される」という論文が、アメリカの「サイエンス」誌に掲載され世界で話題になったため、ご存じの方も多いと思います。

出産前後の母親の心身に起こる不動状態も、「良い不動化」です。出産時と出産直後、じっと動かない（動けない）状態になる。また授乳時、オキシトシンで乳汁分泌されると同時にじっとした状態になる。生命の危機的な状況では「凍りつき」という防衛反応を見せる〝不動ちゃん〟ですが、親密な関係や生殖、母性などにおいても、また重要な役割を果たすのです。

ポージェス博士は、安心・安全な状況では、オキシトシンが分泌されることで背側迷走神経が「良い不動化」を起こすと考えます。

じつは、オキシトシン研究の第一人者であるスー・カーター博士は、ポージェス博士の共同研究者であると同時に妻でもあります。ふたりはここ20年ほどのあいだに、オキシトシンに関する連名論文を精力的に発表しています。

自律神経とオキシトシンの関係については、今まさに研究の只中にあるわけですが、

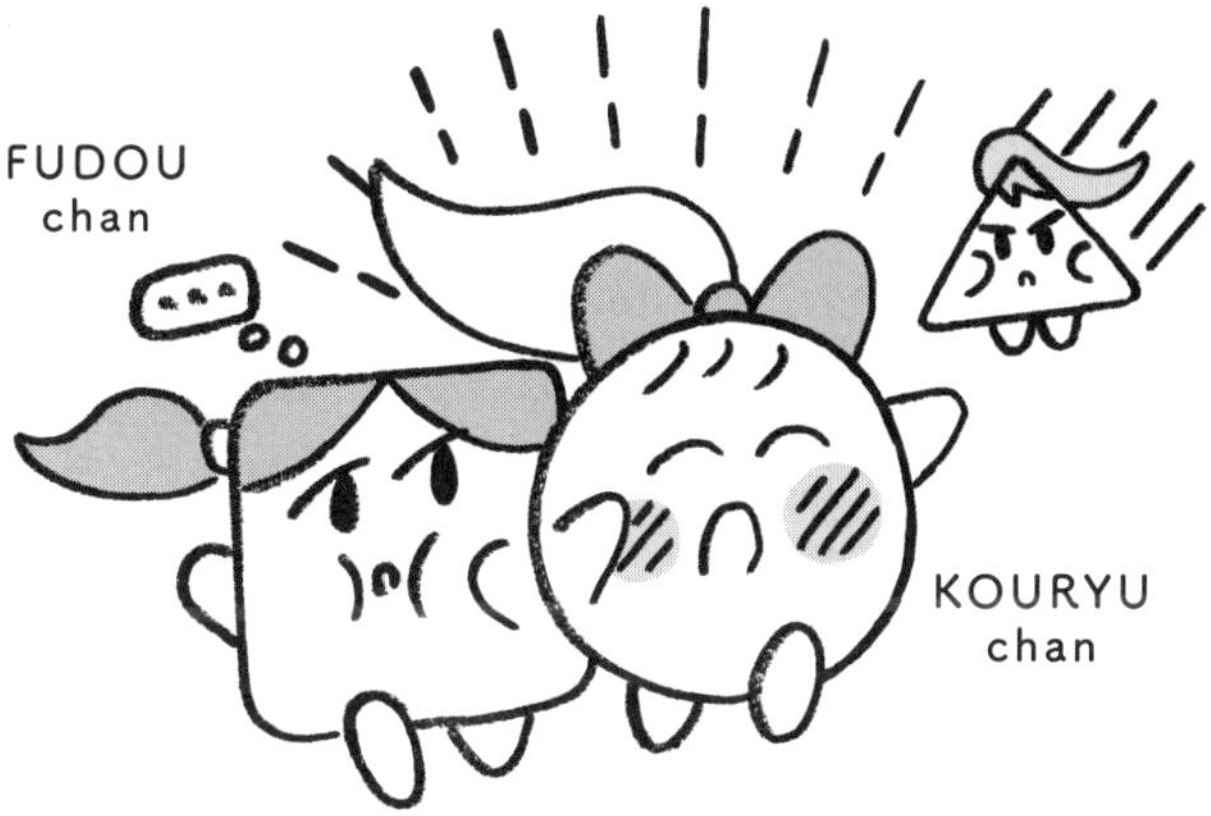

「良い不動化」＝“交流ちゃん”優位の状態で、不動ちゃんも活躍している

ひとつ言えるのは、〝交流ちゃん〟が十分に働いた状態でこそ、「良い不動化」は起こるということです。

現代はテクノロジーが発達して、リアルなコミュニケーションは減り、むしろ疎まれる傾向まであります。テレワークが増え、「職場」という概念さえ曖昧になってきました。

そんな社会的背景もあり、「孤独」は多くの人が切実に感じるテーマになりつつあります。この章では、自律神経の働きを知ることで孤独やさみしさとうまくつきあっていけないか、その可能性を探っていきます。

SCENE 5

2 触れ合うことが副交感神経の働きを整える

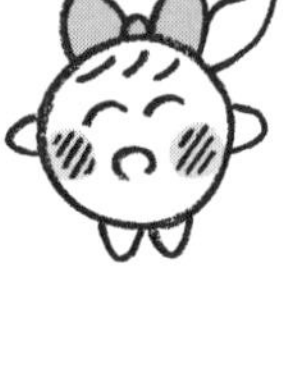

●身体接触はいちばん「密」な人と人の交流

私たちが安心・安全を感じながらじっと動かずにいられるのは、〝交流ちゃん〟がしっかりと働いた状態で〝不動ちゃん〟が優位になったときです。つまり、「良い不動化」は、人と人とのつながりを感じられるという前提でこそ生じるものだといえます。

人と人とがいちばん密接した状態は、「**触れ合い**」です。スー・カーター博士や多くの生理学者などの研究から、「良い不動化」と深くかかわるオキシトシンは、タッチやマッサージなど、皮膚が触れ合うことで分泌がうながされる、とわかっています。

タッチやマッサージによる身体的反応として、心拍数や血圧の低下が起こります。実際、マッサージを受けると身体がポカポカしてきますね。体温も上昇し、気持ちが落ち着き、眠くなったりもします。副交感神経優位で、とても心地よい状態です。皮膚は身体のなかでいちばん大きな（広い面積にわたる）感覚器官ですから、脳への刺激も大きいのです。

触れることと脳波の関係について、精神生理学者マクラティ博士らが、１９９８年に次のような研究報告をしています。

この実験では、１ｍ20㎝離れて座った2名の被験者の「脳波」と「心電図」を同時に測定します。また、10分間の安静状態の後、5分間握手し、その状態の両者の心電図と脳波の変化を比較検討しました。これを左右の手でおこないます。

結果はとても興味深いもので、右手（利き手）で握手すると、相手の左右どちらの手と握手しても、自分の脳波に相手の心電図の影響がいちばん強く出たとのことです。

左手で握手した場合は右手に比べて相手の心電図の影響が小さくなり、互いに左手の場合は、最も心電図の影響が弱いか測定不可能だった、と報告しています。

同じ条件で、ラテックスのゴム手袋をして握手した場合は、反応の強さが約10分の1に減りました。また、電極用ジェルを塗った場合の変化はありませんでした。

このことから、直接触れ合えない状態と比較して、利き手同士で握手するときには、心筋の収縮による電気的な情報伝達が、より強い信号として相手に伝わっていると考えられます。

「触れる行為」がオキシトシンの分泌をうながす。その際、安定した心拍変動リズムをお互いに感じ合うことも、重要な役割を果たしているのかもしれません。

●触れ合いのバリエーションは多彩

では、「人」と触れ合えないと、オキシトシンは分泌されないのでしょうか。そこでもやはり〝交流ちゃん〟がかかわるのですが、安心・安全な状態であれば、触れる対象が必ずしも「人」でなくても、オキシトシンは分泌されるのだそうです。

たとえば、ペットです。生き物の温もりを感じながらなでていると、心が落ち着きます。ぬいぐるみをギュッと抱きしめる感覚で安らぐ、抱き枕があるとぐっすり眠れる、というのも、副交感神経が優位になるからでしょう。

「触れ合う」ことのバリエーションは実に多彩です。今の自分にいちばん合う方法を見つけ、実践してみましょう。具体的な方法は、章末で紹介します。

SCENE 5

3 リアルに会うより大切な「良い不動化」の条件とは

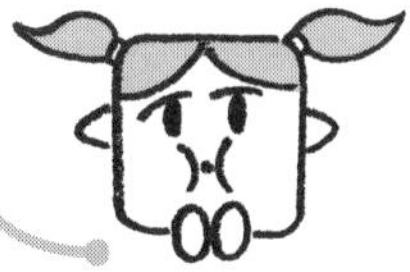

相手を思う気持ちは離れていても伝わる

オキシトシンは、母と子、恋人同士、夫婦といった、皮膚と皮膚で触れ合う機会が多い関係性のなかで、いちばん強く分泌されるといいます。

オキシトシンで互いに信頼が生まれると、両者のつながりは確かで安心・安全なものになります。互いが「離れていても安心」という存在になっていくのです。

こうしたつながりができると、実際に会わなくてもオキシトシンは分泌されます。

相手のことを思ったり、写真をながめたり、あるいはメールのメッセージや手紙を読むだけでも「良い不動化」をもたらす副交感神経が働くようになるのです。

よく、親友や恋人、夫婦、仕事上のパートナーなど、精神的な深いつながりを感じ合える人と「以心伝心」のようなことが起こるでしょう。そうした目に見えない現象にも、自律神経やホルモンはかかわっているようです。

「感情と心臓の関係性」についての研究を専門におこなうアメリカのハートマス研究所で**「共感」**に関する実験結果が報告されています。この実験では、２名の被験者が１ｍ50㎝離れて向かい合って座り、両者の「脳波」と「心電図」を同時に測定しながら、「感謝」「思いやり」「愛」といったポジティブな感情を思い浮かべます。

すると、より安定した一貫性のある心拍変動の人の脳波は、もうひとりの心電図に同期したパターンに変化しました。つまり、まるで以心伝心したように、脳波が似た形に変わっていった、というのです。

心臓が拍動するとき、体内では極微細な電流が生じ、「磁場」ができます。特殊な磁気センサーを用いると、その磁場は「心磁図」として身体に触れずに検出できます。この実験は、２名が離れていても、心臓の活動は電磁場として他人にも影響をおよぼし得るのではないか、という仮説の可能性を示唆しています。

つまり、ある人とある人が触れ合えない状態にあっても、人間関係のベースにポジティブな気持ちや安らぎ、愛情があれば、相手のことを想像したり思ったりするだけで身体的反応として現れる、というわけです。

実験では脳波が同期することが明らかになりましたが、神経生理学的には自律神経を介してホルモンの働きにも良い影響を及ぼす可能性が示唆されています。

人と触れ合うのが難しいときは、人に親切にするだけでもいい

オキシトシンを誘発させるきっかけは、日常生活のなかでいろいろ見つけることができそうです。たとえば、ポジティブな言葉を身近な人にかけることも、自律神経の働きをうながすでしょう。「ありがとう」「大好き」「幸せ」と口にすれば、自分自身の脳も快い感情を得られます。

人にいたわりの言葉をかけることが良い影響をもたらすのですから、人に道を譲る、ドアを開けてあげる、困っている人に助け舟を出すなど、日常のふるまいにも同じようなことが期待できるかもしれません。

人と直接触れ合うことが難しいときは、人に親切にするだけでもいいのです。

〝交流ちゃん〟が優位にある状態を前提として、「良い不動化」は起こります。

SCENE 5

4 心のつながりを感じられる場をもっておく

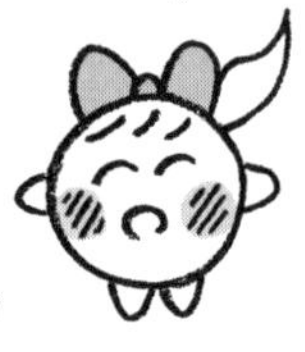

人とのかかわり合いは面倒なもの？

私のクリニックは、新大阪駅のほど近くにあります。

よく言われることですが、関西人は見知らぬ人とのコミュニケーションの垣根が低い傾向にあるようです。

いわゆる「大阪のオバチャン」は、ことのほかフレンドリーで、電車で隣り合った見知らぬ同士がおしゃべりに花を咲かせている光景も、よく見かけます。

他愛ないおしゃべりをしたり、おせっかいをし合ったりして、人は相手との距離感をつかむトレーニングをします。人とつながることの大切さや安心感を身をもって知るには、コミュニケーションは欠かせないものです。

しかし、今はそうしたかかわり合いが、「迷惑なもの」「面倒なもの」「安心ではないもの」になっていないでしょうか。

迷子になった小学2年生の女児を、小学5年生の男児が保護したというニュースがありました。報道によると男児は、「通りかかる大人は何もしなかったので自分がなんとかしないといけないと思った」のだそうです。

この報道を受け、ネットでは意外にも、「迷子を見ても何もしなかった大人たち」に対する共感の声が散見できたといいます。「面倒に巻き込まれたくない」と考える人が増えているのでしょう。

「よけいなかかわりをもたないほうが無難だ」とする風潮が蔓延《まんえん》していくと、人は孤立してしまいます。

コミュニケーションそのものの息苦しさも増しているのかもしれません。

職場での会話など日常会話でも、言葉を慎重に選んでいないと、「パワハラ」「セクハラ」「マタハラ」など、不適切であると指摘され、問題視される傾向が強くなりつつあります。

コミュニケーションにゆとりや遊びの要素が少なくなっているのです。「イヤな思いをするのならば、最初から黙っていよう」と、コミュニケーションをあきらめてしまう人が増えても不思議ではありません。

そうやって人と人とのつながりが分断されると、個人個人が孤独になり、結果として多くの人が社会的孤立を感じるようになります。

●孤独が自律神経を乱す

孤独を感じると、自律神経はどうなるか。

まず初期の段階では交感神経が優位になります。「ひとりで社会をサバイバルしなければならない」というストレスに襲われるからです。

〝交流ちゃん〟が後ろに引っ込む状態がつづき、心身のバランスが崩れると、当然ながら健康への影響も現れます。

孤独を感じると、心臓疾患、ガン、うつ、認知症などさまざまな疾病に罹患《りかん》するリスクを上げることが、多くの研究から明らかになっています。

病気や心身の不調に対する不安にさいなまれ、さみしさから将来を悲観するのは、「今の自分」に向き合えていない、不安定な状態です。そのうち〝不動ちゃん〟が出てきて本当に動けなくなってしまうかもしれません。もしもそういうリスクを感じているのなら、〝交流ちゃん〟をカムバックさせ、しっかりとメインボーカルを担ってもらえるように工夫していきましょう。

孤独とは、単に「ひとりでいること」だけを指すわけではありません。周囲に人がいても、孤独を感じます。「自分が（どこかに）属している」という感覚が大切で、それがないと孤独を感じやすくなります。

実際に会ってコミュニケーションを図るだけではなく、会わなくても心のつながりを感じる相手や場をもっていると、〝交流ちゃん〟は優位になります。オキシトシンも分泌されやすくなるでしょう。

会社の居心地はイマイチだけど、趣味の仲間がたくさんいる。

友人はいないけれど、親戚が仲良し。

30年来の「文通仲間」がいる、など……。

そうしたつながりがあると、日々の充足度はかなり違ってきます。

SCENE 5

5 慢性的な痛みの根っこに「孤独」があるのかも

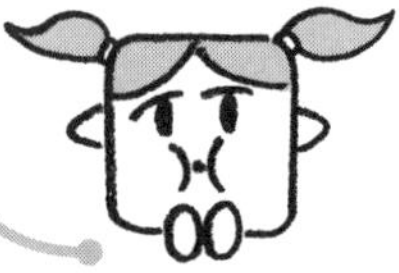

●触れ合いが少ないと、痛みに過敏になる

以前、「身体が痛くてたまらない」と訴える高齢の女性が来院されました。外科的な問題も内科的な異常も見当たらないのですが、「今日は肩」「今日はわき腹」という具合に、あちこちに痛みが出るというのです。

問診後、アロマセラピーのオイルマッサージを受けてもらうことにしました。施術を終えた女性がおっしゃったのは、「こんなに丁寧に身体を触ってもらったことは、ここ何十年もありませんでした」という感想でした。

年齢を重ねると、不安やさみしさが「痛み」となって現れやすくなります。

さまざまな器官が加齢で衰え、耳が聴こえづらくなる、白内障で見えづらくなる、といった症状が出てきます。

五感が穏やかになるぶん、情報が入ってきにくくなるので外からの刺激が減ります。すると、周囲や社会とのつながりが減ったような感覚になってくるのです。

「ひとりでぽつんと生きている」。そういう感覚が強くなると、ちょっとしたことでも不安に感じ、自分の身体にばかり意識が向くようになります。

原因がわかっている痛みはもちろん、原因不明の痛みには、とりわけ過敏になります。ふだんは一瞬で忘れるのに、いつまでも気になってしまい、「深刻な病気なのではないか」と疑って、さらに痛みが増すことも少なくありません。

外出がおっくうで、人とかかわる機会が少なくなれば、人のことを考える機会も減りますから、ますます自分の痛みに意識がいきます。

そうなると、〝交流ちゃん〟に代わって〝不動ちゃん〟が本格的に出しゃばることになります。高齢者の場合はとくに、孤立が深まります。

「魔法の薬」を期待するより「自分から動く大切さ」を

身近に家族がいれば、本人が感じている孤独やさみしさが共有されるかといえば、それも簡単なことではありません。

もともと日本人は、欧米人にくらべてスキンシップが少ないですし、昭和の頃のように家族全員で「お茶の間」で過ごすことも減り、個室化が進んでいます。同居している家族でも、触れ合う機会は減っているのではないでしょうか。

そうした環境下で、孤独を感じている人が、痛みを訴えてはじめてかまってもらえることがあります。

痛い場所に触れてもらって、ようやくスキンシップが成立するのですが、それ以外、家族はまったく振り向いてもくれないわけです。

「痛い、痛い」と訴えて、「大丈夫だよ」と言ってもらいたい。実際、そう言ってもらうと、スッと痛みが軽くなるようなことも実際に起こります。


年配の方にかぎらず、「自分のことを周りの誰もわかってくれない」と思っている人は孤独なのだろうな、と感じます。

そうした患者さんの多くは、言葉では気持ちをあまり表現されませんが、「周りに何を言ってもムダだ」という投げやりな印象や、「いいことなんて自分には起こらない」とあきらめている印象を受けます。

これまでの経験から言えるのですが、自分にかかわってくれる人が現れるのを期待している人は、そのような人が現れるまで、自分から動き出すことはなかなかできません。私のクリニックにも、「魔法の薬」を求めて来院され、自分の期待した治療でなかった、とガッカリして二度と来なくなる人がいます。

私は最初の診察時に、患者さんに「ここでは治しませんよ」とお伝えします。薬を使わなくても、心身の不調の約9割は自分自身で改善できます。治すのは医師ではなく、本人なのです。

治るとは、「自分が変わらなくては状況は変えられない」と気づき、少しずつ現実を受け入れていくことです。

そのとき、周囲とのつながりが生まれるはずです。ソーシャル・ストレスという手《て》強《ごわ》い存在をかわしながら、孤独という病も治していけるのです。

SCENE 5

6

「居心地いい」を日常にもっと増やすストレスケア

●ライフスタイル＆ステージに合わせて「居心地いい」を探す

現代は効率重視で、時間に追われるように生活する人が増えています。

そして、心許せる人と穏やかに過ごすことや、ただ無為にボーッと過ごすことに時間を割《さ》きづらくなっています。現代のライフスタイルには、「良い不動化」や自然なオキシトシン分泌をさまたげる要素が、たくさんあるのです。

人生に充足感がない。なんとなくさみしい。将来が不安と感じる……。

そのようなときは、**「居心地のよさ」**をキーワードに自分を見つめ直すことをおすすめします。

今、携わっている仕事や学業、生き方は、本当に自分が望んだことか。

自分が選択したことは、本当に自分がしたいことだったか。

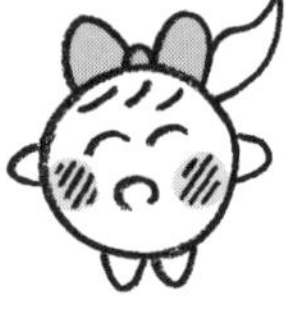

周囲の声や流行に流されているだけではないか。

生き方にかかわるような大きなことも、日常の些末《さまつ》なことも、自分が本当に「心地よい」という感覚を得られているかどうか、じっくり感じていくことが、この章のストレスケアの軸になります。

何をしているときに心が落ち着くか、喜びを感じるかは、生きていくなかで変化します。好きなもののベースは変わらないとしても、年齢を経るにしたがって、感覚は変わっていきます。

自分の五感を使い、体験してみて、自分の感覚を手がかりに「居心地いい」を探してみてください。満ち足りる、気持ちいい、楽しい、ワクワクする、ラクチン、うれしい、いとおしい、おいしい。そうした感覚が「居心地いい」の要素です。ソーシャル・ストレスに対するセーフティネットを、頑丈にしていきましょう。

触れる

皮膚でぬくもりを感じること、触れ合うことで自律神経が整い、幸せホルモンのオキシトシンが分泌されます。

- **ぬいぐるみ**……ギュッとするのにちょうどよい大きさ、やわらかさ、質感のものを探します。マンション暮らしなどで飼えない好きな動物、好きなキャラクターなど。
- **毛布・布**……心地よいと感じる質感の毛布などにくるまったり、頭からかぶったり。毎日使うオフィスのひざかけこそ、自分にとってスペシャルなものを。
- **マッサージ**……施術を受けるときは、信頼できる人、よく知っている人に。パートナーと互いにマッサージすることのほか、入浴時や風呂上りにボディークリームを塗りながらのセルフマッサージもよい刺激になります。
- **ペット**……触れ合えるだけでなく、「自分になついてくれている」という安心感が得られます。触れ合うのが難しい生き物でも、世話をする喜びが充足感につながります。

食事で副交感神経が刺激されて生じる満腹感や充足感は、触れ合うことでオキシトシンが分泌するのと同じメカニズムだという説もあります。

- **何を食べるか**……糖質を控え、細胞の材料となるタンパク質を多めに。冷たいものより温かいものを。野菜、食物繊維、エネルギー源の炭水化物をバランスよく。
- **どう食べるか**……毎日の食事時間を決め、ゆっくりよく噛んで食べることを心がけてください。親しい人との会食も、副交感神経を活性化させます。

ながめる

実際に会えなくても、心のなかで会いたい人を思い浮かべるだけで自律神経に良い影響をもたらします。会いたい人の写真やポスターを飾る、待ち受け画面にするなど。実際に会ったことがある人物かどうかで、心にもたらされる充足度は変わってきます。

自宅でのテレワーク中でも、部屋に観葉植物や熱帯魚の水槽などがあれば、ときどき視線を移すことで目の疲れを和らげてくれます。

雑談する

いわゆる時候の挨拶のようなニュートラルな内容がベストです。「雨がつづきますね」「桜が咲いたね」といったありきたりで感情がゆれ動かないもの。誰にでも話しやすく、自分が安心・安全を感じられるようなものをネタとしてもっておくといいです。

音楽を聴く・演奏する

音楽で聴覚を刺激して、脳を活性化します。聴くのはもちろん、自分で演奏をすると、好きな音楽の世界へとさらにどっぷり浸かることができます。

とくに朝は、テレビから流される暗いニュースの影響を無防備に受けないよう、要注意。朝専用のＣＤや曲を用意しておくと、習慣化しやすくなります。

好きな香りを持ち歩く

アロマオイルを携帯し、疲れを感じたら香りをかぎます。脳にダイレクトに刺激が届いて一瞬でリフレッシュ効果大。携帯用スプレーやペンダントの利用が便利です。化粧水ミストでも代用できます。

身体を使う

日差しを浴びる、風に吹かれる、雨や雪を感じる、花の香りをかぐなど、自然との触れ合いは人生に欠かせません。

歩く。早歩きをする。走る。自転車で駆ける。車に乗る……。いずれも速度が違うため、とりまく世界の体感も異なります。ちょっと視点を変えるだけで、通勤や散歩の時間を「身体で感じる」時間にしていけます。

音楽に合わせて踊ることや、エクササイズ、ストレッチもおすすめです。

みんなで集う

近年、エンタテインメントからさまざまな分野のセミナーまで、ライブやイベントがオンラインで開催されるようになりました。画面上ではあれ、こうした集いにも触れ合いの効用は生まれているといえるでしょう。

リアルで会えても会えなくても、ひとつのテーマに向き合って時間や場所を共有することが、「居心地いい」関係づくりにつながっていきます。

おわりに

２０２０年は、マスメディアから流れてくる新型コロナウイルス報道により、多くの国民が不安と恐怖のなかでの自粛生活を強《し》いられました。感染症対策として「マスク常時着用」「ソーシャル・ディスタンス」「3密《さんみつ》を避ける」「外出自粛」などがくりかえし強調され、ライフスタイルも大きく変わってしまいました。

従来の対人関係ストレスとは別に、不安・恐怖をあおる報道により引き起こされた「社会的なソーシャル・ストレス」が新たに加わったことで、多くの人たちの心や身体の健康状態に影響を与えはじめています。世の中すべてが感染症対策を中心に大きく変わるなかで、好むと好まざるとにかかわらず、変化に適応しながら生活しなければならなくなったのです。

この適応していくプロセスを理解し、ストレスによる心身の不調を回復し健康状態をさらに高めるうえで、ポリヴェーガル理論の考え方はとても役に立ちます。ストレスへの抵抗力（レジリエンス）は、自律神経系の反応の仕方を変えることで高められます。そのための精神生理学的ストレスケアについては、前著『自律神経がよろこぶセルフヒーリング』（青春出版社）でも紹介しました。本書と合わせて読まれると、さらに理解が深まることでしょう。

ポリヴェーガル理論を理解するには、解剖生理学、発生学、進化論、心理学、社会学といった広範囲の知識が必要とされます。そのため、本格的に勉強するにはハードルが高いと感じる方も多いかと思います。本書では、専門知識がない一般の人でも楽しみながら理解し、日常のストレスケアに使える内容となるよう心がけました。

本書が出版される２０２１年2月現在も、コロナパンデミック・パニック現象は終わっていません。今何が起こっているのかを冷静に客観視し、この社会的混乱状況を乗り切るには、ソーシャル・ストレスで消耗して疲れた「こころ」を休ませることが大切です。本書の内容を実践されることが、心身の健康を回復するだけでなく、これからの人生の困難な局面を乗り越えていく手助けとなることを願っています。

最後に、出版のお声がけをいただいた青春出版社の石井智秋さん、手島智子さん、執筆を手伝っていただいた井上佳世さんに厚くお礼申し上げます。

竹林直紀

SCENE 5

麻布大学の研究チームによる「飼い犬と触れ合うことで、お互いにオキシトシンが分泌される」という論文：Oxytocin-gaze positive loop and the coevolution of human-dog bonds. Miho Nagasawa, Shouhei Mitsui, Shiori En, Nobuyo Ohtani, Mitsuaki Ohta, Yasuo Sakuma, Tatsushi Onaka, Kazutaka Mogi, Takefumi Kikusui: Science, 348, 333-336 (2015)

精神生理学者マクラティ博士らの研究報告：McCraty R, Atkinson M, Tomasino D, Tiller W. The electricity of touch: Detection and measurement of cardiac energy exchange between people. In: Pribram K, ed. Brain and Values: Is a Biological Science of Values Possible. Mahwah, NJ: Lawrence Erlbaum Associates, 1998:359-379.

ハートマス研究所の「共感」に関する実験結果報告：R McCraty, et al. Influence of cardiac afferent input on heart-brain synchronization and cognitive performance. Int J Psychophysiol 2002, 45

「孤独を感じるとさまざまな疾病に罹患するリスクを上げる」という研究の一例：Social isolation and loneliness as risk factors for myocardial infarction, stroke and mortality: UK Biobank cohort study of 479 054 men and women: Christian Hakulinen,et al. . Heart 2018;104 / Social Relationships and Mortality Risk: A Meta-analytic Review: Julianne Holt-Lunstad, et al. PLoS Med. 2010; 7

おもな参考文献

SCENE 1

ステファン・W・ポージェス『ポリヴェーガル理論入門：心身に変革をおこす「安全」と「絆」』花丘ちぐさ訳、春秋社、2018

津田真人『「ポリヴェーガル理論」を読む：からだ・こころ・社会』星和書店、2019

竹林直紀『薬にたよらない心療内科医の 自律神経がよろこぶセルフヒーリング』青春出版社、2015

ケリー・マクゴニガル『スタンフォードのストレスを力に変える教科書』神崎朗子訳、大和書房、2015

SCENE 3

池見酉次郎『心療内科』中公新書、1963

クリフトン・メドア博士の症例報告：Meador CK. Hex death: voodoo magic or persuasion? South Med J. 1992 Mar;85(3):244-7. PMID: 1546347.

SCENE 4

飯田史彦『生きがいの創造：“生まれ変わりの科学”が人生を変える』PHP 文庫、1999

ケネス・ハンスラージ氏の研究報告：Stress on the cervical spine 10-12 lbs when the head is in its upright position; 60lbs when looking down. From: Hansraj, K. K. (2014). Assessment of stresses in the cervical spine caused by posture and position of the head. Surgical technology international, 25, 277-279

エイミー・カディ『〈パワーポーズ〉が最高の自分を創る』石垣賀子訳、早川書房、2016

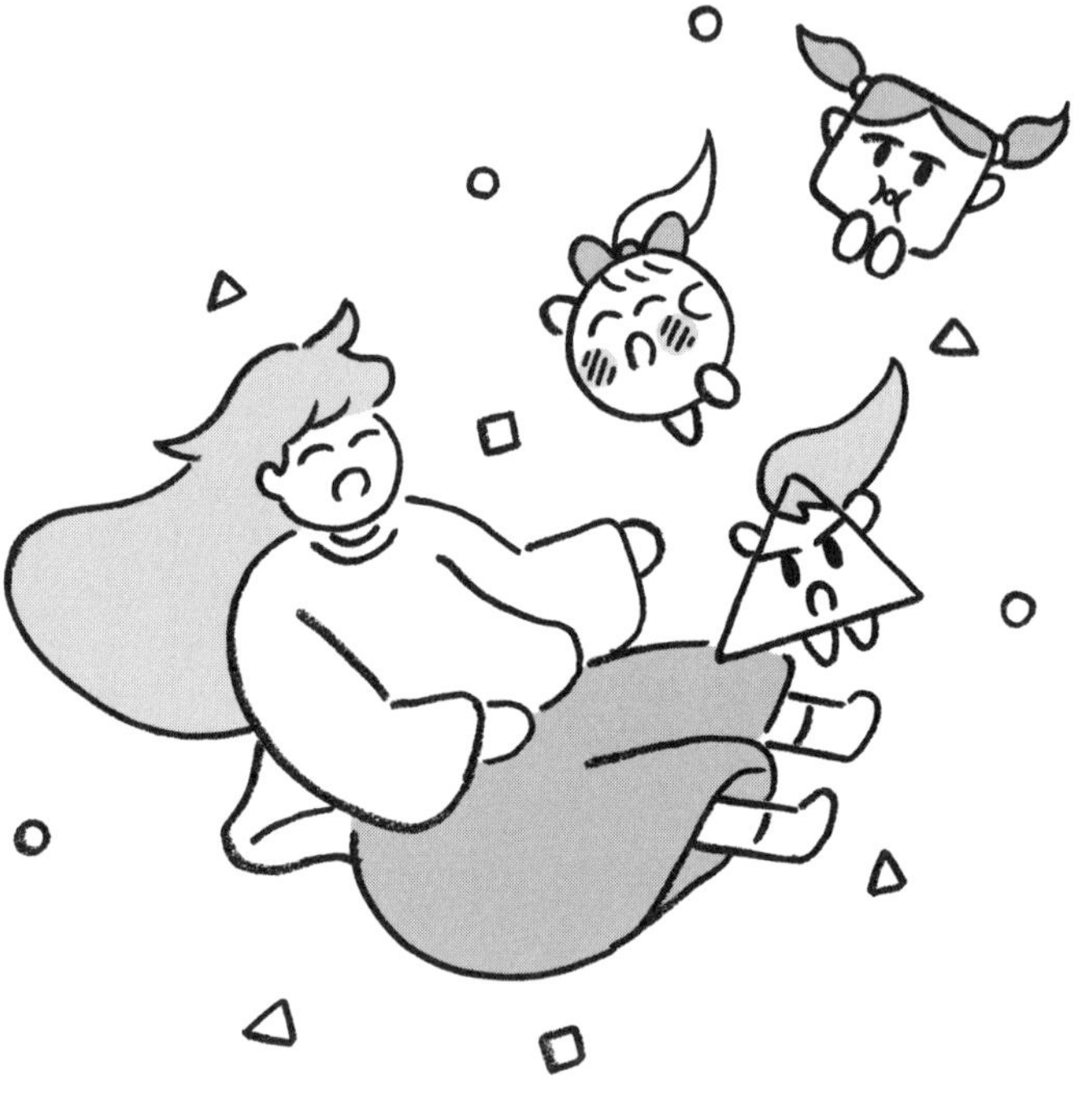

イラストレーション…カヤヒロヤ、瀬川尚志（p.29）
本文デザイン…浦郷和美
本文ＤＴＰ…森の印刷屋
編集協力…井上佳世

著者紹介

竹林直紀　ナチュラル心療内科 院長。1957年生まれ。愛知医科大学卒業後、関西医科大学、九州大学で心身医学の研修をおこなう。98年から米国サンフランシスコ州立大学ホリスティック医療研究所に2年間留学し、薬を使わない最先端の医療を学ぶ。帰国後、関西医科大学心療内科でホリスティック医学、統合医療の研究をおこなう。
2005年、神戸・三宮にホリスティックな統合医療施設として「ナチュラル心療内科クリニック」を開院。2009年から、薬を使わない自由診療の統合医療クリニックに。2019年12月、「ナチュラル心療内科」と名称変更して新大阪駅前に移転。バイオフィードバック、マインドフルネス瞑想、分子栄養療法、臨床アロマセラピーなどによる統合医療を実践している。著書に『薬にたよらない心療内科医の 自律神経がよろこぶセルフヒーリング』（小社刊）など。

心療内《しんりょうない》科《か》医《い》が教《おし》える
疲《つか》れた心《こころ》の休《やす》ませ方《かた》

2021年3月1日　第1刷

著　　者　竹《たけ》林《ばやし》直《なお》紀《き》

発 行 者　小澤源太郎

責任編集　株式会社 プライム涌光
電話　編集部　03(3203)2850

発 行 所　株式会社 青春出版社
東京都新宿区若松町12番1号 〒162-0056
振替番号　00190-7-98602
電話　営業部　03(3207)1916

印刷　三松堂　　製本　フォーネット社

万一、落丁、乱丁がありました節は、お取りかえします。
ISBN978-4-413-23193-0 C0077

好評既刊 自分でできるストレス・マネジメントの本

薬にたよらない心療内科医の

自律神経がよろこぶ セルフヒーリング

竹林直紀［著］

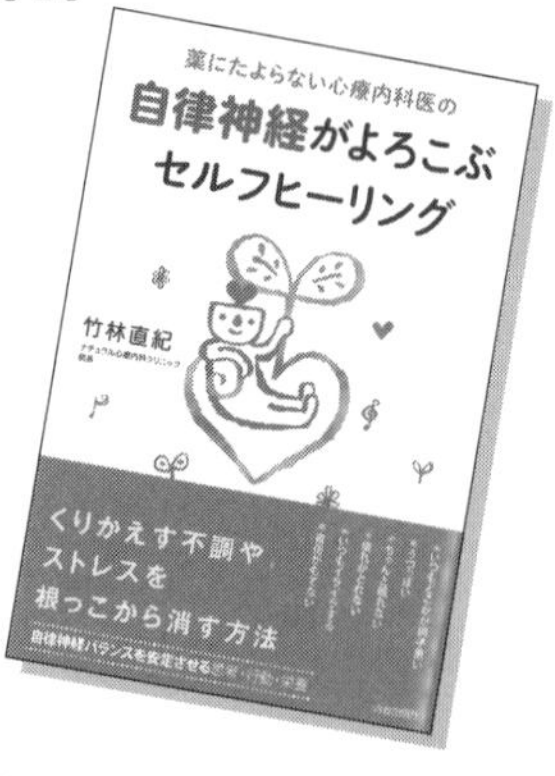

＊いつもどこかが調子悪い
＊ちゃんと眠れない
＊いつもイライラする…など

くりかえす不調や
ストレスを
根っこから消す方法

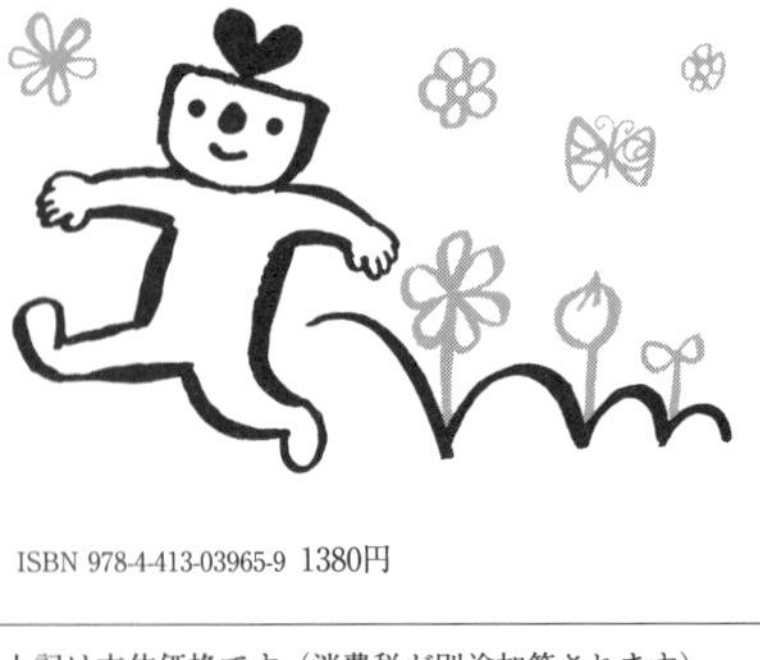

自律神経バランスを安定させる「精神生理学的ストレスケア」の3つのアプローチ（思考・行動・栄養）をはじめ、マインドフルネス・ワークや、著者自身が日ごろ実践している「会議の休憩時にスキップしながらトイレへ向かう」などの具体的な切り替え方法も満載です。

ISBN 978-4-413-03965-9 1380円

お願い ページわりの関係からここでは一部の既刊本しか掲載してありません。折り込みの出版案内もご参考にご覧ください。

※上記は本体価格です（消費税が別途加算されます）。
※書名コード（ISBN）は、書店へのご注文にご利用ください。書店にない場合、電話または Fax（書名・冊数・氏名・住所・電話番号を明記）でもご注文いただけます（代金引換宅急便）。商品到着時に定価＋手数料をお支払いください。
〔直販係　電話 03-3207-1916　Fax 03-3205-6339〕
※青春出版社のホームページでも、オンラインで書籍をお買い求めいただけます。ぜひご利用ください。〔http://www.seishun.co.jp/〕